LES

ŒUVRES

MAGIQUES

DE HENRI - CORNEILLE

AGRIPPA,

Par PIERRE D'ABAN,

LATIN ET FRANÇAIS,

 *des* Secrets *occultes.*

LIEGE.

239

1788.

HEPTAMERON,

OU LES
ÉLÉMENS MAGIQUES

DE PIERRE ABAN,

Philosophe, Disciple de Henri-Corneille AGRIPPA.

IL est parlé amplement dans la Philosophie occulte d'Agrippa, des Anges, des Génies, des Intelligences, des Esprits & des Cérémonies Magiques ; cependant les Curieux n'ont pu être satisfaits des Ouvrages de cet Auteur célèbre, parce qu'on n'y trouve qu'une brillante spéculation, ce qui a engagé le savant Pierre Aban d'y joindre, pour la perfection de cet Art, une pratique suivie

A 2

à ne pouvoir s'y méprendre, comme il suit.

Du Cercle & de la maniere de le faire.

LA forme du Cercle n'est pas toujours la même, mais elle varie selon l'heure, le jour & le lieu où l'on fait l'invocation : car on doit dans la construction du Cercle avoir égard au lieu, à l'heure & au jour où on le fait, aux Esprits que l'on veut invoquer, à la région de l'étoile à laquelle ils président, & quelles sont leurs fonctions.

Il faut donc faire trois Cercles de la largeur de neuf pieds, qu'ils soient distans l'un de l'autre d'une paume de main ; il faudra d'abord écrire dans le Cercle du milieu le nom de l'heure à laquelle on fait l'opération. En second lieu, le nom de l'Ange de l'heure. Troisiémement, le sceau de l'Ange de l'heure. Quatriémement, le nom de l'Ange & de

ses Ministres qui président au jour
auquel on fait l'ouvrage. Cinquié-
mement, le nom du temps actuel.
Sixiémement, le nom des Esprits qui
regnent & président alors. Septié-
mement, le nom du signe régnant.
Huitiémement, le nom de la terre
selon la saison où vous faites la cérémonie. Neuviémement, pour per-
fectionner le Cercle du milieu, écrivez le nom qu'aura le Soleil & la
Lune dans ce temps-là ; car ainsi que
le temps, leurs noms changent. On
mettra dans les quatre angles du
Cercle supérieur les noms des Anges
qui président à l'air ce jour-là ; par
exemple, celui du Roi & de ses Ministres ; dans le Cercle intérieur, on
mettra quatre noms de Dieu séparés
par des Croix ; notez qu'en dehors
du Cercle, à chaque angle, il doit
y avoir une figure pentagone ; c'est-
à-dire, une étoile à cinq angles. Dans

l'aire du Cercle divisée d'une Croix, on écrira du côté de l'Orient, Alpha, & de l'Occident, Oméga : voyez la figure du Cercle.

Des Noms, des Heures & des Anges qui y présidence.

IL faut savoir que les Anges des Planetes & des Cieux, présidence successivement aux heures, de sorte que l'Esprit qui préside au jour, préside aussi à toutes les heures de ce même jour ; le second, à la seconde ; le troisieme, à la troisieme, & ainsi des autres ; mais après sept heures, & ses planetes révolues, on remonte à celui qui préside au jour.

Nous allons premiérement marquer les noms des heures.

Heures du jour.	Heures de la nuit.
1. Yayn.	1. Beron.
2. Ianor.	2. Barol.
3. Nasnia.	3. Thami.
4. Salla.	4. Athir.

Heures du jour.	Heures de la nuit.
5. Sadedali.	5. Mathon.
6. Thamur.	6. Rana.
7. Ourer.	7. Netos.
8. Thamie.	8. Tafrac.
9. Néron.	9. Saffur.
10. Jayon.	10. Aglo.
11. Abai.	11. Calerva.
12. Natalon.	12. Salam.

Nous parlerons dans le temps, des noms des Anges & de leurs caracteres ; maintenant nous allons traiter du nom des temps.

L'année se divise en quatre saisons ; savoir,

Le Printemps. . . . . Talvi.
L'Eté. . . . . Gafmaran.
L'Automne. . . . . . . Ardarael.
L'Hiver. . . . . Fallas.

Anges du Printemps.

Caracafa, Coré, Amatiel, Commiffforos.

Chef du Signe du Printemps , *Spu-gliguel.*

Nom de la Terre au Printemps , *Amadai.*

Noms du Soleil & de la Lune au Printemps ; le Soleil , *Abraym* ; la Lune , *Agufita.*

Anges de l'Eté.

Gargatel , Tariel , Gaviel.

Chef du Signe de l'Eté , *Tubiel.*

Nom de la Terre pendant l'Eté , *Feftativi.*

Noms du Soleil & de la Lune pendant l'Eté ; le Soleil, *Athemai* ; la Lune , *Armatas.*

Anges de l'Automne.

Tarquam , Guabarel.

Chef du Signe de l'Automne , *Torquaret.*

Nom de la Terre en Automne , *Rahimara.*

Noms du Soleil & de la Lune pendant l'Automne ; le Soleil ,

Abragini ; la Lune, *Matafignais.*

Anges de l'Hiver.

Amabael, Ctarari.

Chef du Signe de l'Hiver, *Altarib.*

Nom de la Terre en Hiver, *Gerenia.*

Noms du Soleil & de la Lune en Hiver, le Soleil, *Commutaf ;* la Lune, *Affaterim.*

DES CONSÉCRATIONS
ET BÉNÉDICTIONS.

Bénédiction du Cercle.

APrès avoir achevé votre Cercle, aspergez-le d'eau bénite ou lustrale, disant : *Asperges me, Domine,* &c.

Bénédiction des Parfums.

DEus Abraham, Deus Isaac, Deus Jacob, benedic huc creaturas specierum, ut vim & virtutem odorum fuorum amplient, ne hoftis nec phantafma in eas intrare poffit : Per Dominum noftrum Je-fum-Chriftum , &c.

Traduction de la bénédiction des Parfums.

Dieu d'Abraham, Dieu d'Ifaac, Dieu de Jacob, daignez bénir & fanctifier cette créature, afin que fon odeur puiffe contenir les Efprits que je dois évoquer pour la perfection de mon ouvrage & de mon défir ; je vous la demande par votre Fils Notre-Seigneur J. C. qui vit & regne avec vous dans l'unité du Saint-Efprit. Ainfi foit-il.

Après avoir achevé cette Oraifon, vous afpergerez vos Parfums d'eau bénite.

Exorcifme du feu fur lequel on met les Parfums.

LE feu fur lequel on met les Parfums, doit être dans un vafe de terre neuf, que vous exorciferez ainfi :

Exorcizo te, creatura ignis, per illum, per quem facta sunt omnia, ut statim omne phantasma ejicias à te, ne nocere non possit in aliquo. Dites ensuite : Benedic, Domine, creaturam istam ignis, & sanctifica, ut benedicta sit in collaudationem nominis tui sancti, ut nullo nocumento sit gestantibus nec videntibus ; Per Dominum nostrum Jesum Christum, &c.

Traduction de l'Exorcisme ci-dessus.

JE t'exorcise, créature du feu, par celui qui a fait & créé toutes choses, afin que tous fantômes qui pourroient me nuire, s'éloignent de toi. Bénissez & sanctifiez, ô mon Dieu, cette créature de feu, afin que l'ayant bénite pour la gloire de votre saint Nom, il n'y ait aucun danger pour moi, pour ceux qui la porteront & verront, & pour tous mes associés, je vous en conjure, ô mon Dieu, par N. S. J. C. &c.

De l'Habit & du Pentacle.

AYez, s'il se peut, un habit de Prêtre, sinon que votre habit soit de toile de lin blanc ; ensuite prenez le Pentacle fait sur du parchemin vierge de bouc, au jour & à l'heure de Mercure dans le croissant de la Lune, sur lequel aura été dit une Messe du S. Esprit, il faut aussi l'asperger d'eau baptismale.

FIGURE DU PENTACLE.

Oraison quand on met l'Habit.

ANcor, Amacor, Amides, Theodonias, Anitor, per merita Angelorum tuorum Sanctorum, Domine, induam vestimenta salutis, ut hoc, quod desidero, possim perducere ad effectum, per te, sanctissime Adonay, cujus regnum permanet; Per omnia, &c.

Traduction de l'Oraison ci-dessus.

ANcor, Amacor, Amides, Theodonias, Anitor, par les mérites

de

GRAND PENTACLE
DE SALOMON.

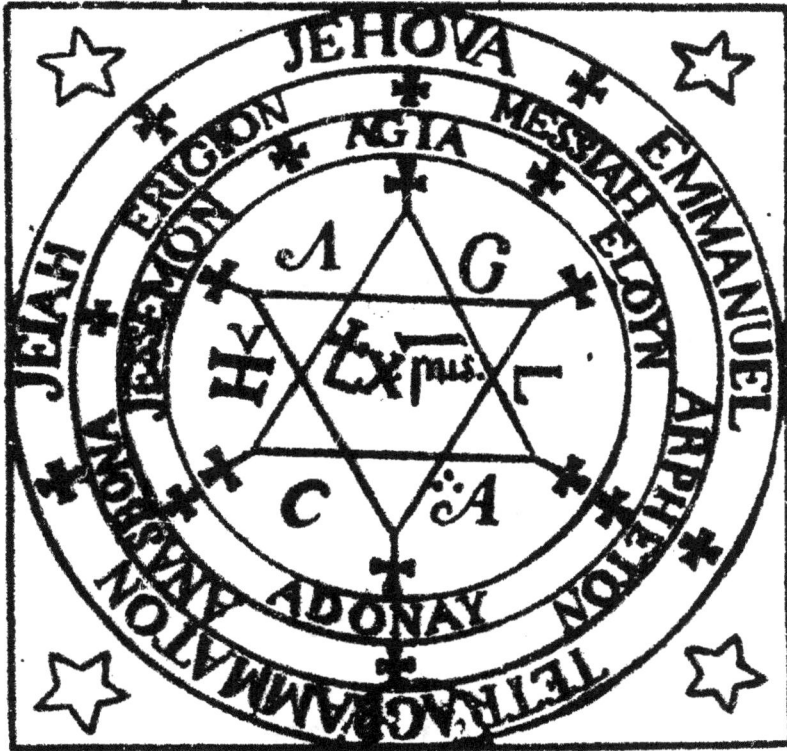

de vos faints Anges, Seigneur, permettez que je me revête de ces habits falutaires, pour que je puiffe parvenir à l'effet de ce que je défire, par vous, très-faint Adonay, dont le regne exifte par tous les fiecles des fiecles. Ainfi foit-il.

De la façon de faire l'Opération.

QUe la Lune foit dans fon Croiffant égal, fi faire fe peut, qu'elle ne foit point enflammée, que celui qui opere foit exempt de toutes taches pendant neuf jours ; qu'avant d'entreprendre l'ouvrage, il foit confeffé & communié. Il faut de plus avoir les parfums propres au jour que l'on fait l'opération ; il faut auffi avoir de l'eau bénite par un Prêtre, un vafe de terre neuf, plein de feu, l'Habit & le Pentacle, comme nous l'avons dit ; & enfin, que tout foit confacré comme il faut : que l'un des Difciples porte le vafe de terre

B

plein de feu & les parfums : que le second porte le Livre, & le troisieme
l'Habit & le Pentacle : & que le Prêtre ou le Maître porte un Glaive sur
lequel on aura dit une Messe du saint-
Esprit, & sur lequel il sera écrit d'un
côté, *Agla* † & de l'autre † *On* †, &
que pendant le chemin qu'ils feront
pour arriver au lieu où se doit faire
l'opération, on dise les Litanies, &
que les Disciples répondent : & quand
on sera arrivé à l'endroit où l'on veut
faire le Cercle, que le Maître le fasse
de la maniere que nous avons dit ci-
devant : & après l'avoir fait, il doit
l'asperger d'eau bénite, disant : *As-*
perges me, Domine, &c. Le Maître
qui se sera disposé à la cérémonie par
trois jours de jeûne & d'abstinence
& de toutes souillures, revêtu de ses
Habits blancs, avec le Pentacle, les
parfums & autres choses nécessaires,
entrera dans le Cercle, alors il invo-

quera, des quatre parties du monde, les Anges qui préfident aux fept Planetes, aux fept jours de la femaine, aux métaux, aux couleurs, fe mettant à genoux pour invoquer les Anges, il dira, en les appellant chacun par leur nom :

O ANGELI fuprà dicti, eftote adjutores meæ petitioni, & in adjutorium mihi in meis rebus & petitionibus. *Traduction.*

O vous, Anges très-grands, venez à mon fecours, fecondez mes défirs, & m'en accordez l'effet.

Enfuite il invoquera des quatre parties du monde les Anges qui dominent à l'air le jour qu'il fera fon opération : & après les avoir implorés fpécialement, & avoir écrit leurs noms dans le Cercle, il dira :

O vos omnes, adjuro atque conteftor per fedem Adonay, per Agios, Otheos, Ifchyros, Athanatos, Paracletus, Alpha & Omega, & per hæc tria nomina fecreta, Agla, On, Tetragrammaton , quod hodiè te-neatis adimplere quod cupio.

Traduction.

Je vous adjure, ô vous tous, & vous appelle par le Trône d'Ado-nay, par Agios, Otheos, Ifchiros, Athanatos, Paracletus, Alpha & Oméga, & par ces trois noms fecrets Agla, On, Tetragrammaton, que vous ayez à paroître fans délai pour accomplir ma volonté.

Après avoir achevé cette Oraifon, il lira la conjuration particuliere au jour qu'il fait l'opération : (on la trouvera ci-après.) Si les Démons font réfractaires & opiniâtres, & qu'ils ne fe rendent pas à la conjuration du jour, alors vous vous fervirez des exorcifmes & les conjura-tions fuivantes.

Exorcifme des Efprits Aériens.

NOs facti ad imaginem Dei, dotati potentiâ Dei, & ejus

facti voluntate, per potentissimum
& corroboratum nomen Dei El ,
forte, admirabile, vos exorcizamus
(*ici on nommera les Esprits qu'on voudra, de quelque ordre qu'ils soient*) &
imperamus per eum, qui dixit, & factum est, & per omnia nomina Dei , &
per nomen Adonay , Ei , Elohim ,
Elohe, Zabaoth , Elion , Escerchie ,
Iah , Tetragrammaton , Saday : Do-
minus Deus, excelsus, exorcizamus
vos atque potenter imperamus , ut
appareatis statim nobis hic juxta
circulum in pulchra forma , videli-
cet humana & sine deformitate &
tortuositate aliqua. Venite vos omnes tales , quia vobis imperamus ,
per nomen Y & V, quod Adam audivit, & locutus est; & per nomen
Dei Agla quod Loth audivit , &
factus salvus cum sua familia, & per
nomen Iod , quod Jacob audivit
ab Angelo secum luctante, & libe-

B 3

ratus eft de manu fratris fui Efaü, &
per nomen Anephexeton, quod
Aaron audivit, & loquens, & fa-
piens factus est : & per nomen Zabaoth, quod Moyfes nominavit : &
omnia flumina & paludes de terra
Ægypti verfæ fuerunt in fangui-
nem, & per nomen Efcerchie, Orifton quod Moyfes nominavit, &
omnes fluvii ebulierunt ranas, &
afcenderunt in domos Ægyptiorum, omnia deftruentes : & per nomen Elion, quod Moyfes nominavit, & fuit grando talis, qualis
non fuit ab initio mundi : & per nomen Adonay, quod Moyfes nominavit, & fuerunt locuftæ & appa-
ruerunt fuper terram Ægyptiorum,
& comederunt quæ refidua erant
grandini, & per nomen Schemes
Amathia, quod Jofua vocavit, & re-
moratus eft fol curfum : & per nomen Alpha & Omega, quod Daniel

nominavit, & destruxit Beel, & draconem interfecit : & in nomine Emanuel : quod tres pueri Sidrac, Misach & Abdenago, in camino ignis ardentis cantaverunt, & liberati fuerunt : & per Agios, & sedem Adonay, & per Otheos, Ischiros, Athanatos, Paracletus : & per hæc tria secreta nomina, Agla, On, Tetragrammaton, adjuro, contestor, & per hæc nomina & per alia nomina Domini nostri Dei omnipotentis, vivi & veri, vos qui vestrâ culpâ de cœlis ejecti fuistis usque ad infernum locum, exorcizamus & viriliter imperamus per eum qui dixit, & factum est, cui omnes obediunt creaturæ, & per illud tremendum Dei judicium; & per mare omnibus incertum, vitreum, quod est ante conspectum divinæ Majestatis, gradiens & potentiale : & per quatuor divina animalia T. ante sedem divinæ Ma-

jeſtatis gradientia, & oculos antè &
retrò habentia; & per ignem antè
ejus thronum circumſtantem, &
per ſanctos Angelos Cœlorum T.
& per eam, quæ Eccleſia Dei nomi-
natur, & per ſummam ſapientiam
omnipotentis Dei viriliter exorcizamus, ut nobis hìc ante circulum
appareatis, ad faciendam noſtram
voluntatem, in omnibus prout pla-
cuerit nobiſque per ſedem Baldachiæ, & per hoc nomen Primeumaton, quod Moyſes nominavit, &
in cavernis abyſſi fuerunt profun-
dati & abſorpti Datan, Coran &
Abiron: & in virtute iſtius nominis
Primeumaton, totâ cœli militiâ
compellente, maledicimus vos, pri-
vamus vos omni officio, loco & gau-
dio veſtro uſque in profundum abyſſi,
& uſque ad ultimum diem judicii vos
ponimus & relegamus in ignem æternum, & in ſtagnum ignis & ſul phu-

ris; nifi ftatim appareatis hìc coram
nobis ante circulum, ad faciendam
voluntatem noftram in omnibus,
venite per hæc nomina Adonay, Zabaoth, Adonay, Amoriam. Venite,
venite, imperat vobis Adonay, Sa-
dey, Rex Regum potentiffimus &
trementiffimus, cujus vires nulla
fubterfugere poteft creatura, vobis
pertinaciffimis futuris nifi obedieri-
tis, & appareatis ante hunc circulum, affabiles fubitò, tandem rui-
na flebilis miferabilifque, & ignis
perpetuùm inextinguibilis vos ma-
net. Venite ergo in nomine Adonay, Zabaoth, Adonay, Amo-
riam, venite, venite, quid tardatis ?
feftinate, imperat vobis Adonay,
Rex Regum, El, Aty, Titcip, Azia,
Hyn, Ien, Minofel, Achadan,
Uay, Vaa, Ey, Haa, Eye, Exe,
à El, El, El, à Hy, Hau, Hau,
Hau, Va, Va, Va, Va.

Traduction de l'Exorcisme des Esprits aériens.

NOus faits à l'image & reſſem-
blance de Dieu, doués de ſa
puiſſance, & créés par ſa volonté,
par le très-puiſſant, redoutable,
& très-admirable nom de Dieu El,
nous vous exorciſons (ici l'on nommera les Eſprits qu'on voudra, de
quelqu'ordre qu'ils ſoient) & vous
commandons par celui qui a dit, &
tout a été fait, par tous les noms
de Dieu, Adonay, El, Elohym, Elohe, Zabaoth, Elion, Eſcerchie,
Iah, Tetragrammaton, Saday : le
Seigneur Dieu très-haut, nous vous
exorciſons & commandons forte-
ment NN. de nous apparoître ſur le
champ ici viſiblement, devant ce
cercle, en belle forme humaine, ſans
aucun trouble, ſans aucune laideur
ni difformité : venez tels, ô vous
tous NN. parce que nous vous le

commandons par le nom Y & V,
qu'Adam entendit & parla, par le
nom de Dieu Agla, que Loth entendit, par la vertu duquel il fut
sauvé avec toute sa famille : de Iod,
que Jacob entendit, de l'Ange qui
lutoit avec lui, qui le délivra des
mains de son frere Esaü, d'Anephexeton, qu'Aaron entendit, qui le
rendit disert & sage : de Zabaoth,
que Moyse prononça, aussi-tôt tous
les fleuves & marais de la terre d'E-
gypte furent changés en sang, d'Escerchie, Oriston, qui firent tellement agiter tous les fleuves, que les
grenouilles en sortirent, & monterent
dans les maisons des Egyptiens, portant par-tout le ravage : d'Elion,
que Moyse prononça, qui fit tomber
une grêle telle qu'on n'en vit jamais
depuis la création du monde : d'A-
donay, que Moyse prononça, qui
fit naître aussi-tôt les sauterelles en

Egypte, qui mangerent tout ce qui
étoit échappé à la fureur de cette
même grêle, de Schemes Amathia,
que Josué prononça, & le Soleil fut
arrêté dans sa course : par Alpha &
Oméga, que Daniel prononça, qui
détruisit Béel & tua le Dragon : au
nom d'Emmanuel, qui étant enten-
du des trois enfans Sidrac, Misac &
Abdenago, chanterent dans la four-
naise ardente, & en furent délivrés :
par Agios, par le trône d'Adonay,
par Otheos, Ischiros, Athanatos, Paracletus, & par ces trois noms secrets, Agla, On, Tetragrammaton,
je vous conjure par ces noms & par
tous les autres noms de Notre-Seigneur Dieu tout-puissant, vivant &
véritable, vous qui par votre faute
fûtes du haut des cieux précipités
au plus profond de l'abyme infernal, nous vous exorcisons puissam-
ment par celui qui a dit, & tout a
été

été fait , à qui toutes les créatures obéissent par le terrible & redoutable jugement de Dieu : par la mer flottante & transparente, qui est en la présence de la divine Majesté, étant en continuelle & forte agitation : par les quatre divins Animaux T. qui vont & viennent devant le Trône de la divine Majesté , ayant des yeux devant & derriere : par le feu sacré qui environne toujours son Trône : par les saints Anges T. qui font toujours en la présence de Dieu : par cette même Majesté, qui est reconnue de son Eglise, nous vous exorcisons NN. par la suprême sagesse de Dieu très-puissant , afin de nous apparoître ici devant ce cercle pour accomplir notre volonté en toutes choses , & selon qu'il nous plaira : par le Trône de Baldachiæ, par ce nom Primeumaton , à la pro-

nonciation & à la vertu duquel
Moyſe fit précipiter & engloutir
Dathan, Coré & Abiron, dans
le gouffre affreux de l'abyme, &
à la vertu duquel toute la Milice célefte, terreftre & les enfers
tremblent, fe troublent & s'abattent : ainfi fi vous ne nous apparoiffez auffi-tôt ici devant ce cercle,
pour accomplir en toutes chofes notre volonté, nous vous maudiffons,
nous vous privons de tout office,
lieu & joie ; nous vous condamnons
d'aller brûler éternellement dans
vos retraites, dans l'étang de feu
& de foufre : venez donc au nom
d'Adonay, Zabaoth, Adonay, Amoriam : venez, venez, Adonay, Sa-
dey, le Roi des Rois, très-puiffant
& terrible, vous le commande, à
la puiffance duquel aucunes créatures
ne peuvent fe fouftraire ni réfifter :
c'eft pourquoi, fi vous n'obéiffez &

ne nous apparoiffez à l'inftant devant ce cercle, doux & affables,
prêts à exécuter notre volonté, il
vous fera à jamais inflexible, & vous
punira par les flammes éternelles :
venez, venez au nom d'Adonay,
Zabaoth, Adonay, Amoriain, venez, venez : pourquoi tardez-vous ?
qui vous arrête ? hâtez-vous, Adonay, le Roi des Rois vous l'ordonne. El, Aty, Tïteip, Azia, Hyn,
Ien, Minofel, Achadan, Uay, Vaa,
Ey, Haa, Eye, Exe, à El, El, El,
à Hy, Hau, Hau, Hau, Va, Va,
Va, Va.

ORAISON A DIEU

*Que l'on dira dans le Cercle vers
les quatre parties du Monde.*

A Morule, Taneha, Latiften,
Rabur, Taneha, Lariften,
Efcha, Aladia, Alpha & Omega,
Leyfte, Orifton, Adonay, clemen-
tiffime pater mi cœleftis, miferere

meî, licet peccatoris, clarifica in
me hodierno die, licet indigno filio
tuo, tuæ potentiæ brachium, contra
hos fpiritus pertinaciffimos, ut ego,
te volente, factus tuorum divino-
rum operum contemplator, poffim
illuftrari omni fapientiâ, & femper
glorificare & adorare nomen tuum.
Suppliciter exoro te & invoco, ut
tuo judicio hi fpiritus, quos invoco,
convicti & conftricti, veniant vocati & dent vera refponfa, de qui-
bus eos interrogavero : denique &
deferant nobis ea quæ per me vel
nos præcipientur eis, non nocentes
alicui creaturæ, non lædentes, non
frementes, nec me, fociofque meos,
vel aliam creaturam lædentes, &
neminem terrentes : fed petitionibus meis, in omnibus, quæ præci-
piam eis, fint obedientes,

Traduction de l'Oraifon que l'on doit dire, dans le cercle, à Dieu, vers les quatre parties du Monde.

A Morule, Taneha, Latiften, Rabur, Taneha, Latiften, Efcha, Aladia, Alpha & Oméga, Leyfte, Orifton, Adonay, ayez pitié de moi, ô Pere célefte, très-clément & miféricordieux, purifiez-moi : daignez aujourd'hui répandre fur votre ferviteur indigne, votre fainte bénédiction, & étendez votre bras tout-puiffant fur ces efprits obftinés & rebelles, afin que par vos ordres je puiffe contempler vos divins ouvrages, être doué de toute fageffe, glorifier & adorer toujours votre faint Nom : je vous invoque, ô mon Dieu, & vous fupplie du plus profond de mon cœur, que ces Efprits que j'appelle par votre puiffance, viennent auffi-tôt, qu'ils y feront obligés & forcés :

qu'ils nous donnent fans nulle ambiguité, des réponfes certaines, pré-
cifes & vraies fur toutes les chofes
que je les interrogerai : & qu'enfin
ils nous apportent auffi les chofes
qui leur feront par moi, ou par
nous ordonnées, fans nuire à aucunes créatures, fans bleffer par aucun
bruit & murmure, ni moi ni mes
affociés, fans qu'ils puiffent nuire
auffi à quelqu'autre créature, & fans
caufer l'épouvante & la terreur à
qui que ce foit ; mais qu'ils foient
obéiffans, réfignés & entiérement
foumis à ma volonté dans toutes les
chofes que je leur commanderai.

*Alors étant au milieu du Cercle,
il dira, en portant fa main fur le
Pentacle :*

Per Pentaculum Salomonis advo-
cati, dent mihi refponfum verum.

Traduction.

Je vous appelle par la vertu du

Pentacle de Salomon, afin que vous me répondiez avec vérité. *Ensuite dites :*

Baralanenfis, Baldachienfis, Paumachiæ & Apologiæ fedes, per reges poteftatefque magnanimas , ac principes præpotentes, Genio, Liachidæ, miniftri tartareæ fedis : Primac, hic princeps fedis Apologiæ nonâ cohorte : ego vos invoco, & invocando vos conjuro, atque fupernæ majeftatis munitus virtute, potenter impero per eum qui dixit & factum eft, & cui obediunt omnes creaturæ, & per hoc nomen ineffabile, Tetragrammaton cum Jehova, in quo eft pfalmatum omne feeulum, quo audito elementa corruunt, aër concutitur, mare retrograditur, ignis extinguitur, terra tremit, omnefque exercitus cœleftium, terreftrium & infernorum tremunt, turbantur, & corruunt :

quatenus citò , & fine mora & omni occafione remota , ab universis
mundi partibus veniatis , & ratio-
nabiliter de omnibus quæcumque
interrogavero, refpondeatis vos , &
veniatis pacificè vifibiles , & affabiles , nunc & fine mora , manifef-
tantes , quod cupimus : conjurati
per nomen æterni, vivi & veri Dei
Helioren, & mandata noftra perfi-
cientes , perfiftentes femper ufque
ad finem & intentionem meam
vifibiles nobis & affabiles , clarâ vo-
ce, nobis intelligibili , & fine omni
ambiguitate.

Traduction.

BAralanenfis, Baldachienfis, Paumachiæ, & le trône d'Apologiæ , par les Rois & les Puiffances
magnanimes, les Princes très-puif-
fans, Genio , Liachidæ , Miniftres
de l'Empire infernal : Primac, le
Prince du trône Apologiæ, la neu-

vieme cohorte : je vous invoque,
& en vous invoquant par la vertu de
la suprême Majesté, dont je suis muni, je vous conjure & vous commande très-fortement, par celui qui a dit
& tout a été fait, à qui toutes créatures obéissent : par ce nom inef-
fable Tetragrammaton, Jehova ,
dans lequel le siecle est renfermé,
à la prononciation duquel les Elémens se dissolvent, l'air s'agite, la
mer se retire, le feu s'éteint, la terre
tremble, & toutes les armées céles-
tes, terrestres & des enfers tremblent, se troublent & s'abattent, de
vous rendre tous ici sans différer &
sans aucun prétexte de toutes les
parties du monde, pour me répondre raisonnablement sur toutes les
choses que je vous interrogerai :
venez en paix, visibles & affables,
vous manifestant de bonne volonté,
ainsi que nous le désirons, conjurés

que vous êtes par le nom du Dieu vivant, vrai & éternel Helioren, pour accomplir notre exprès commandement , perſiſtant toujours dans notre intention juſqu'à la fin, & que vous apparoiſſiez devant nous viſibles & affables , nous répondant avec une voix claire & intelligible & ſans aucune ambiguité.

Viſions & apparitions.

CEla dit , on verra pluſieurs fantômes rempliſſant l'air de clameurs , afin d'épouvanter & faire fuir les aſſiſtans du Cercle ; on en verra armés de fleches , & une infinité en forme de bêtes horribles , mais que l'on n'aie aucune frayeur; parce que le Maître contre lequel ils ne peuvent rien , les contiendra, en diſant la main ſur le Pentacle : Fugiat hinc iniquitas veſtra , vittute vexilli Dei. *Que vos preſtiges ceſſent par la vertu du Dieu crucifié.* Alors

ils feront forcés d'obéir. Ensuite te-
nant toujours la main vers le Pentacle, il prononcera :

Ecce Pentaculum Salomonis ,
quod ante vestram adduxi præsen-
tiam , ecce personam exorcisatoris,
in medio exorcismi , qui est optimè
à Deo munitus, intrepidus, provi-
dus , qui viribus potens vos exor-
cizando invocavit , & vocat. Venite ergo cum festinatione in virtute nominum istorum , Aye, Saraye, Aye, Saraye , Aye, Saraye ,
ne differatis venire per nomina æter-
na Dei vivi & veri Eloy, Archima,
Rabur, & per hoc præsens Pentaculum , quod super vos potenter
imperat ; & per virtutem cœlestium
Spirituum, dominorum vestrorum ,
& per personam exorcisatoris conjurati , festinate, venite & obedite
præceptori vestro, qui vocatur Octinomos.

Traduction des visions & apparitions.

ENſuite l'Exorciſte ayant la main
ſur le Pentacle, prononce: Voici
le Pentacle de Salomon que j'ai
apporté en votre préſence : voici auſſi
la perſonne de l'Exorciſte dans le
milieu de l'exorciſme, qui, muni
très-fortement du ſecours de Dieu,
eſt intrépide & prévoyant, & qui
puiſſant en force vous a invoqués &
vous invoque en vous exorciſant;
venez donc en diligence à la force
de ces noms, Aye, Saraye, Aye,
Saraye, Aye, Saraye, & ne différez
pas d'apparoître ici par les noms tout-
puiſſans & éternels du Dieu vivant
& véritable Eloy, Archima, Rabur
& par le préſent Pentacle qui vous
l'ordonne & vous y force : par la
puiſſance des Eſprits céleſtes, vos ſu-
périeurs, par la perſonne de l'Exorciſte qui vous a conjuré : hâtez-
vous

vous, venez & obéissez à votre Maître, dont le nom est Octinomos.

Soufflez après cela vers les quatre parties du monde, aussi-tôt vous verrez de grands mouvemens, & vous direz :

Quid tardatis ? Quid moramini ? Quid facitis ? Præparate vos, & obedite præceptori vestro, in nomine Domini Bathat vel Vachat, super Abrac ruens, superveniens Abeor super Aberer.

Traduction.

Pourquoi tardez-vous ? Qui vous arrête ? A quoi vous occupez-vous ? Soyez soumis à votre Maître, au nom du Seigneur Bathat ou Vachat, tombant sur Abrac, Abeor se jettant sur Aberer.

Alors ils viendront dans leurs formes ordinaires & naturelles ; & quand vous les verrez ainsi autour du Cercle, montrez-leur le Pentacle couvert d'un saint Suaire, décou-

D

vrez-le, difant : *Ecce conclufionem veftram*, nolite fieri inobedientes.

Traduction.

Voici votre condamnation, foyez obéiffans.

Après cela vous les verrez pacifiques dans leurs formes naturelles, & ils diront : *ordonnez & demandez ce que vous voulez, parce que nous voilà prêts à faire tout, parce que Dieu tout-puiffant nous l'ordonne.*

Et quand ils auront ainfi paru, dites-leur :

Bene veneritis, Spiritus, vel Reges nobiliffimi, quia vos vocavi per illum, cui omne genu flectitur, cœleftium, terreftrium & infernorum, cujus in manu omnia regna Regum funt, nec eft, qui fuæ contrarius effe poffit majeftati. Quatenus conftringo vos ut hìc ante circulum vifibiles, affabiles permaneatis, tam diu tamque conftantes, nec fine

licentia mea recedatis, donec meam
sine fallacia aliqua & veridicè perfi-
ciatis voluntatem, per potentiæ illius virtutem, qui mari posuit terminum suum, quem præterire non
potest, & lege illius potentiæ non
pertransit fines suos, Dei scilicet
Altissimi, Regis, Domini, qui
cuncta creavit. Amen.

Traduction.

Vous êtes bien-v us, Esprits, ou
Rois très-illustres, parce que je vous
ai appellés au nom de celui devant qui
tout genou, soit dans les cieux, sur
la terre & aux enfers, fléchit, qui tient
en sa main tous les Royaumes des
Rois, & à la Majesté duquel on ne
peut résister. Puisque je vous force
de rester devant ce Cercle visibles
& affables, soyez-y constans, & ne
vous en éloignez pas sans ma permis-
sion, & que vous n'ayiez véritable-
ment & sans aucune illusion, accom-

pli ma volonté. Je vous l'ordonne
par la vertu de celui qui a mis des
bornes à la mer, qui ne peuvent jamais être détruites, & qu'elle n'a
pu & ne pourra furmonter que par
fon vouloir fuprême, étant affervie
aux ordres de Dieu, le Roi des Rois,
qui a créé toutes chofes. Ainfi foit-il.

Ici vous leur demanderez ce que vous
voudrez, & ils vous fatisferont ; &
après que vous aurez obtenu ce que vous
fouhaiterez, vous les renverrez ainfi :

In nomine Patris †, & Filii †, &
Spiritûs Sancti †, ite in pace ad loca
veftra, & pax fit inter nos & vos,
parati fitis venire vocati.

Traduction.

Au nom du Pere †, du Fils †,
& du Saint-Efprit † : allez en paix
en vos retraites, & que la paix regne entre nous & vous; foyez toujours prêts à venir dès que je vous
appellerai.

FIGURA CIRCULI PRO PRIMA HORA DIEI DOMINICÆ VERI TEMPORE.

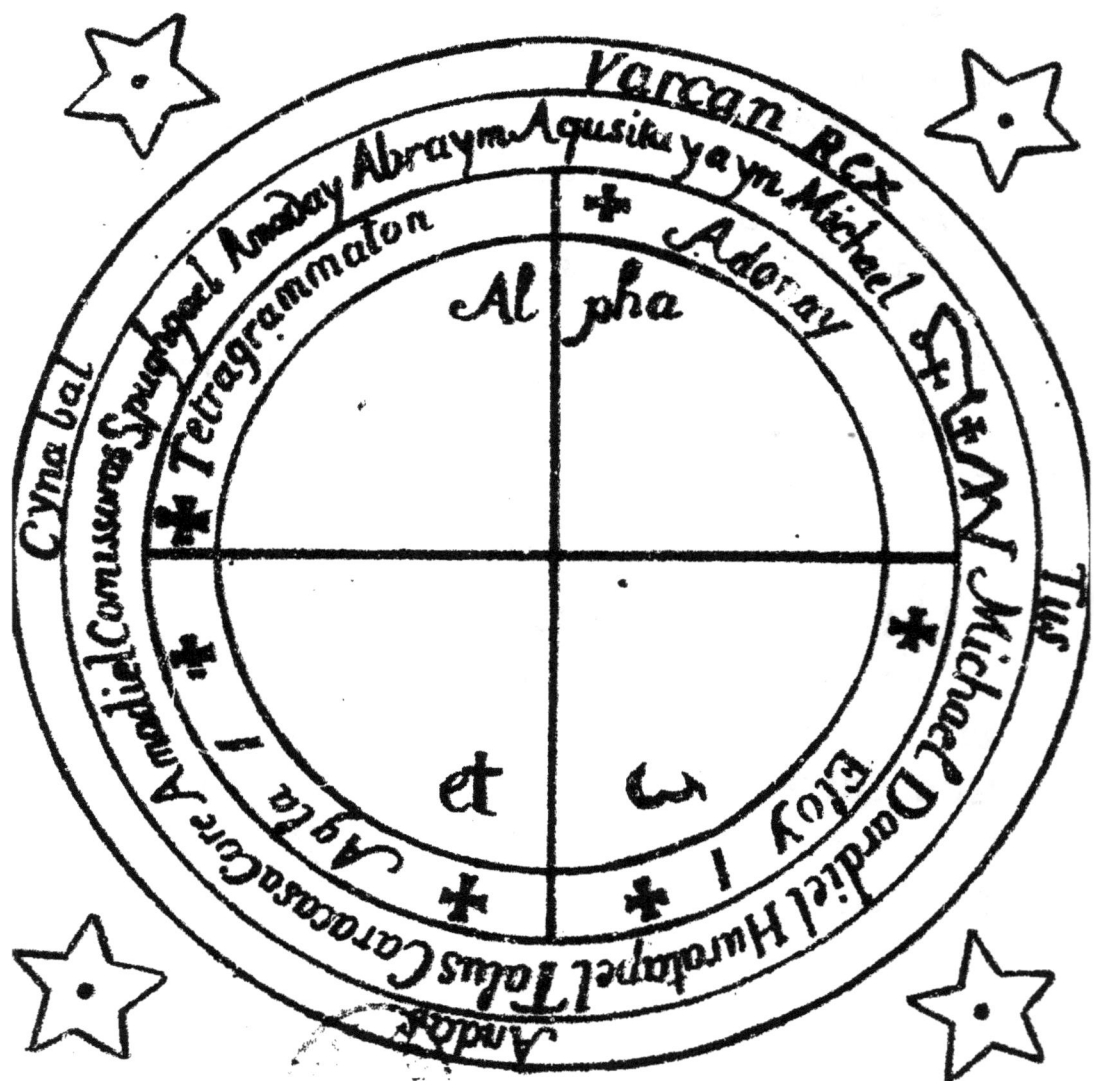

Voilà ce que Pierre d'Aban dit des Elémens Magiques : mais afin que vous soyez plus au fait de la façon de votre Cercle ; je vais ici vous en tracer la figure. Par exemple, si au Printemps, à la premiere heure du jour, le Dimanche, vous voulez faire un Cercle, il le faut faire tel qu'il est ici représenté.

Il ne nous reste qu'à mettre sous vos yeux l'ordre des Semaines, leurs Jours, les Esprits qui y président, & nous allons commencer par le Dimanche.

ANGES DES HEURES
AU DIMANCHE.

Heures du jour.	Noms des Anges.
1. Yayn.	Michael.
2. Ianor.	Anael.
3. Nasnia.	Raphael.
4. Salla.	Gabriel.
5. Sadedali.	Cassiel.
6. Thamur.	Sachiel.

D 3

7. Ourer.   Samael.
8. Thanir.   Michael.
9. Néron.   Anael.
10. Jayo.   Raphael.
11. Abai.   Gabriel.
12. Natalon.   Caffiel.

AU DIMANCHE.

Heures de la nuit. Anges des heures.

1. Beron.   Sachiel.
2. Barol.   Samael.
3. Thanu.   Michael.
4. Athir.   Anael.
5. Mathon.   Raphael.
6. Rana.   Gabriel.
7. Netos.   Caffiel.
8. Tafrac.   Sachiel.
9. Saffur.   Samael.
10. Aglo.   Michael.
11. Calerna.   Anael.
12. Salam.   Raphael.

Confidération fur le Dimanche.

L'Ange du Dimanche, fon caractere, fa planete, le figne de fa pla-

Michael

Machen.

Gabriel.

Chamain.

Samael

Machon.

Raphael

Raque.

Sachiel

Zebul

Anael

Sagun

Cassiel

nete, & le nom du quatrieme Ciel.

Michael : voyez ligne premiere de la préfente Figure.

Anges du Dimanche.

Michael, Dardiel, Huratapel.

Ange de l'air régnant le Dimanche.
Varcan, Roi.

Ses Miniftres.

Thus, Andas, Cynabal.

Vent auquel font foumis les Anges du Dimanche.

Boroée.

Anges du quatrieme Ciel régnans le Dimanche, & qu'il faut appeller des quatre parties du monde.

A l'Orient. Samael, Bachiel, Atel, Gabriel, Vionatraba.

A l'Occident. Anael, Pabel, Uftael, Burchat, Succratos, Capabili.

Au Septentrion. Aiel, Aniel, Vel, Aquiel, Mafgabriel, Sapiel, Matuyel.

Au Midi. Habudiel, Mafcafiel, Charfiel, Vriel, Natomiel.

Parfum du Dimanche.

Le Santal rouge.

Conjuration pour le Dimanche.

COnjuro & confirmo super vos, Angeli fortes Dei & Sancti, in nomine Adonay, Eye, Eye, Eye, qui est ille, qui fuit, est, erit, Eye, Abiaye, & in nomine Saday, Cados, Cados, Cados, altè sedentis super Cherubim, & per nomen magnum ipsius, Dei fortis & potentis exaltatique super omnes Coelos, Eye, Saraye, plasmatoris seculorum, qui creavit mundum, Coelum, terram, mare, & omnia, quæ in eis sunt in primo die, & sigillavit ea sancto nomine suo Phaa : & per nomina sanctorum angelorum, qui dominantur in quarto exercitu, & serviunt coram potentissimo Salamia, angelo magno & honorato, & per nomen stellæ, quæ est sol, & per signum, & per immensum nomen Dei vivi, & per nomina omnia prædicta, conjuro te, Michael angele magne, qui es præpotitus diei dominicæ, & per nomen Adonay, Dei Israël, qui creavit mundum, & quidquid in eo est, quod pro me labores, & adimpleas omnem meam petitionem, juxta meum velle & votum meum, in negotio & causa mea.

On doit, en cet endroit, deman-
der ce que l'on veut : par exemple,
si c'est de l'argent, vous direz :

Apportez-moi ici dans l'instant cent louis d'or, frappés au coin, bons, valables, & profitables, en tout ce qu'on voudra s'en servir.

Traduction de la Conjuration
du Dimanche.

JE vous conjure, Anges de Dieu, puissans & Saints, au nom d'Adonay, Eye, Eye, Eye, qui est celui qui est, qui a été & qui sera,

Eye, Abiaye, & au nom de Saday, Cados, Cados, Cados, qui eft affis fur les Chérubins, & par le grand nom de ce même Dieu puiffant, & fort, exalté au deffus de tous les Cieux, Eye, Saraye, le Maître des fiecles, qui a créé le Ciel & la Terre, la Mer, l'Univers, & toutes les chofes qui furent au premier jour, qui les fcella de fon facré nom Phaa. Je vous conjure auffi, par les noms des faints Anges, qui commandent à la quatrieme légion, & qui fervent en préfence du très-puiffant & illuftre Salamia : par le nom de l'aftre qui eft le Soleil, par fon figne, par l'adorable & terrible nom du Dieu vivant, & par tous les noms qui ont été ci-deffus proférés, je vous conjure, faint Ange Michael, vous qui préfidez au jour du Dimanche par le nom adorable Adonay, Dieu d'Ifraël, qui a créé l'Univers entier & tout ce qu'il renferme, afin que vous me portiez secours, & que vous m'accordiez l'effet de toutes mes demandes, selon mon vœu & mon désir, soit dans mes affaires, soit dans ma fortune, & généralement dans toutes choses qui me seront utiles & nécessaires.

Ici on spécifiera le motif de son affaire & celui pour lequel on fait cette Conjuration.

Leur pouvoir est de donner de l'or, des perles, des escarboucles, des richesses, de concilier la faveur des grands, de faire cesser les inimitiés, de procurer les honneurs, de causer ou guérir les maladies.

Formes sous lesquelles les Esprits du Soleil ou du Dimanche ont coutume de paroître.

Ils ont coutume de prendre un corps gros & grand, couleur de sang, leurs cheveux sont dorés;

ils annoncent leur arrivée par une inflammation du Ciel, leur signal est de faire suer celui qui les invoque.

Leurs formes particulieres font :

Un Roi porté sur un Lion, portant en main un sceptre d'or, un coq couronné, un habit couleur de safran, une Reine le sceptre en main, un oiseau, un sceptre, un lion, un homme avec une queue.

Considération sur le Lundi.

L'Ange du jour, son caractère, sa planete, le signe de la planete, & le nom du premier Ciel.

Gabriel : *voyez la Planche ci-dessus*, ligne seconde.

A N G E S D U L U N D I.

Gabriel, Michael, Samael.

Ange de l'air régnant le Lundi.

Archan, Roi.

Ses Ministres.

Bilet, Mistabu, Abuzaha.

Vent

Vent auquel sont soumis les Anges de l'air régnans le Lundi, le Zéphyr.

Anges du premier Ciel régnans le Lundi, & *qu'il faut appeller des quatre parties du monde.*

Vers l'Orient. Gabriel, Gabriel, Madiel, Deamiel, Janael.

A l'Occident. Sachiel, Zaniel, Habaiel, Bachanael, Corabiel.

Au Septentrion. Mael, Virael, Valnum, Baliel, Balay, Husmastran.

Au Midi. Curaniel, Dabriel, Darquiel, Hanum, Anayl, Vétuel.

Le parfum du Lundi, l'Aloé.

Heures du Jour.   Anges des Heures.

1. Yayn.   Gabriel.
2. Ianor.   Cassiel.
3. Nasnia.   Sachiel.
4. Salla.   Samael.
5. Sadedali.   Michael.
6. Thamur.   Anael.
7. Ourer.   Raphael.
8. Tanic.   Gabriel.

E

9. Néron.	Caffiel.
10. Jayon.	Sachiel.
11. Abay.	Samael.
12. Natalon.	Michael.
Heures de la nuit.	*Anges des heures.*
1. Beron.	Anael.
2. Barol.	Raphael.
3. Thanu.	Gabriel.
4. Athir.	Caffiel.
5. Mathon.	Sachiel.
6. Rana.	Samael.
7. Netos.	Michael.
8. Tafrac.	Anael.
9. Saffur.	Raphael.
10. Aglo.	Gabriel.
11. Calerna.	Caffiel.
12. Salam.	Sachiel.

Conjuration du Lundi.

Conjuro & confirmo super vos, Angeli fortes & boni, in nomine Adonay, Adonay, Adonay, Eye, Eye, Eye, Cados, Cados, Cados, Achim, Achim, Achim, la, la, fortis la, qui apparuit in monte Sinaï, cum glorificatione Regis Adonay, Saday, Zabaoth, Amachay, Ya, Ya, Ya, Marinata, Abim, Ieia, qui maria creavit, stagna & omnes aquas in secundo die, quasdam super cœlos, & quasdam in terra. Sigillavit mare in alto nomine suo, & terminum, quem sibi posuit, non præteribit : & per nomina angelorum, qui dominantur in primo exercitu, qui serviunt Orphaniel, angelo magno, pretioso & honorato : & per nomen stellæ, quæ est in luna, & per nomina prædicta super, te conjuro scilicet, Gabriel, qui es præpositus diei Lunæ secundo, quod pro me labores & adimpleas, &c.

Ici, comme au Dimanche, on spécifie ce que l'on veut.

Conjuration du Lundi en Français.

JE vous conjure, Anges très-bons & puissans, par la force & vertu de ces noms Adonay, Adonay, Adonay, Eye, Eye, Eye, Cados, Cados, Cados, Achim, Achim, Achim, la, la, fort la, qui aparut fur la Montagne de Sinaï avec toute fa gloire fouveraine, Adonay, Saday, Zabaoth, Amathay, Ya, Ya, Ya, Marinata, Abim, Ieia, qui a créé au fecond jour les mers, les fleuves, & toutes les eaux, même celles qui font au deffous des Cieux & fur la Terre. Scellé la mer, de fon très-haut Nom, lui a pofé des bornes qu'elle ne peut furmonter. Je vous conjure, Anges forts & bons, par les noms de ceux qui commandent à la premiere Légion, qui fervent le grand & honoré Orphaniel : par le nom de l'aftre qui eft la Lune, & par tous les noms ci-deffus prononcés. Je vous conjure, Gabriel, vous qui préfidez au fecond jour confacré à la Lune, afin que vous veniez à mon fecours., & que vous accompliffiez toutes mes volóntés.

Leur pouvoir eft de donner de l'argent, de tranfporter les chofes d'un endroit à un autre, de donner des chevaux très-légers, de dévoiler certains fecrets, préfens ou paffés.

Fôrme ordinaire aux Efprits de la Lune du Lundi.

Leurs corps font pour l'ordinaire gros, grands, flegmatiques, leur couleur eft celle d'une nuée obfcure & ténébreufe : ils ont le vifage enflé, les yeux rouges & pleins d'eau, la tête chauve, des dents de fanglier, leur mouvement eft femblable à celui d'une tempête violente, leur fignal eft une pluie abondante qu'ils font tomber autour du Cercle.

Leurs formes particulieres font :

Un Roi, un arc à la main, porté

fur un daim , un jeune enfant , une
chaffeufe armée d'arc & de fleches ,
une vache ; une oie , un petit daim ,
un habit vert ou couleur d'argent ,
une fleche & un homme avec plufieurs pieds.

Confidération fur le Mardi.

L'Ange du jour , fon caractere ,
fa planete , le figne de la planete &
le nom du cinquieme Ciel.

Samael. *Voyez la planete ci-
deffus , ligne troifieme.*

Anges du Mardi.

Samaël , Sataël ; Amabiel.

Ange de l'air régnant le Mardi.
Samax , Roi.

Ses Miniftres.

Carmax , Ifmoli , Paffran.

*Vent auquel font foûmis les An-
ges du Mardi.* Sud-eft.

*Anges du cinquieme Ciel régnans
le Mardi , qu'il faut appeller des
quatre parties du monde.*

Vers l'Orient. Friagné, Guael, Damael, Calzas, Aragon.

A l'Occident. Lama, Aſtagna, Lobquin, Soncas, Jaxel, Iſael, Irel.

Au Septentrion. Rahumel, Hyniel, Rayel, Seraphiel, Mathiel, Fraciel.

Au Midi. Sacriel, Janiel, Galdel, Oſaël, Vianuel, Zaliel.

Le parfum du Mardi.

Le Poivre.

AU MARDI.

Heures du jour.	Anges des heures.
1. Yayn.	Samael.
2. Ianor.	Michael.
3. Naſnia.	Anael.
4. Salla.	Raphael.
5. Sadedali.	Gabriel.
6. Thamur.	Caſſiel.
7. Ourer.	Sachiel.
8. Tanic.	Samael.
9. Neron.	Michael.
10. Jayon.	Anael.
11. Abay.	Raphael.

12. Natalon.   Gabriel.

Heures de la nuit.   *Anges des heures.*

1. Beron.   Caffiel.
2. Barol.   Sachiel.
3. Thanu.   Samael.
4. Athir.   Michael.
5. Mathon.   Anael.
6. Rana.   Raphael.
7. Netos.   Gabriel.
8. Tafrac.   Caffiel.
9. Saffur.   Sachiel.
10. Aglo.   Samael.
11. Calerna.   Michael.
12. Salam.   Anael.

Conjuration du Mardi.

COnjuro & confirmo super vos,
Angeli fortes & sancti, per no-
men Ya, Ya, Ya, He, He, He, Va,
Hy, Ha, Ha, Va, Va, Va, An, An,
An, Aie, Aie, Aie, El, Ay, Elibra,
Eloim, Eloim; & per nomina ip-
sius alti Dei, qui fecit aquam ari-
dam apparere, & vocavit terram, &

produxit arbores & herbas de ea,
& sigillavit super eam cum pretioso,
honorato, metuendo & sancto nomine suo : & per nomen angelorum
dominantium in quinto exercitu,
qui serviunt Acimoy, angelo magno, forti, potenti & honorato, &
per nomen stellæ, quæ est Mars;
& per nomina prædicta conjuro super te, Samael, angele magne, qui
præpositus es diei martis : & per
nomina Adonay Dei vivi & veri,
quod pro me labores & adimpleas,
&c.

Ici comme au Dimanche.
Conjuration du Mardi en français.

JE vous conjure, Anges forts &
saints, par les sacrés noms, Ya,
Ya, Ya, He, He, He, Va, Hy,
Ha, Ha, Ha, Va, Va, Va, An, An,
An, Aie, Aie, Aie, El, Ay, Elibra,
Eloim, Eloim, & par les autres
noms de ce Dieu très-haut, qui a

fait paroître l'eau aride & l'a appellée terre, qui produisit sur la superficie d'icelle les arbres & les herbes, & qui l'a scellée de son saint, précieux, adorable & redoutable Nom; par les noms des Anges qui commandent à la cinquieme Légion, qui servent le puissant Acimoy, par le nom de l'astre qui est Mars, & je vous conjure, ô Samael, vous qui présidez au Mardi, par tous les noms ci-dessus prononcés par celui d'Adonay_, Dieu vivant & véritable, de venir à mon secours, & d'accomplir toutes mes volontés.

Leur pouvoir regarde les combats, le feu, la mort, de fournir dans l'occasion dix mille soldats, de rendre sain ou malade.

Formes ordinaires aux Esprits
de Mars le Mardi.

Leur corps est long, d'une couleur noirâtre, tire sur le rouge, leur afpeƐt eft hideux , ils ont des cornes à la tête, à peu près égales à celles que porte le cerf, leurs ongles en forme de griffes, ils annoncent leur approche par un bruit à peu près femblable à celui que fait le feu lorfqu'il brûle , leur fignal eft accompagné d'éclairs qui fe font voir autour du Cercle.

Leurs formes particulieres font :

Un Roi armé , porté fur un loup, un habit rouge , un homme armé, une femme portant un bouclier à la cuiffe, un bouc, de la laine, un cheval, un cerf, un homme à plufieurs têtes.

Confidération fur le Mercredi.

L'Ange du Mercredi , fon fceau, fa planete, le figne dominant à cette planete & le nom du deuxieme Ciel.

Raphael. *Voyez la planche ci-deffus , ligne 4.*

ANGES DU MERCREDI.

Raphael , Miel , Serapheil.

Anges de l'air régnans le Mercredi.

Madiat , Vel , Modiat , Roi.

Ses Ministres.

Suquinos , Sallales.

Vent auquel font foumis les Anges de l'air régnans le Mercredi.

Le vent d'Oueft.

Anges du fecond Ciel régnans le Mercredi , & qu'il faut appeller des quatre parties du monde.

Vers l'Orient. Mathlai , Tarmiel , Baraborat.

A l'Occident. Ierefcue , Mitraton.

Au Septentrion. Thiel , Rael , Iarahel , Venahel , Velel , Abuiori , Ucirnuel.

Au Midi. Milliel , Nelapa , Babel, Caluel , Vel , Laquel.

Parfum du Mercredi , le Maftic.

Au

AU MERCREDI.

Heures du jour.	Anges des heures.
1. Yayn.	Raphael.
2. Ianor.	Gabriel.
3. Nafnia.	Caffiel.
4. Salla.	Sachiel.
5. Sadedali.	Samael.
6. Thamur.	Michael.
7. Ourer.	Anael.
8. Tanic.	Raphael.
9. Néron.	Gabriel.
10. Iayon.	Caffiel.
11. Abay.	Sachiel.
12. Natalon.	Gabriel.

Heures de la nuit.	Anges des heures.
1. Beron.	Michael.
2. Barol.	Anael.
3. Thanu.	Raphael.
4. Athir.	Gabriel.
5. Mathon.	Caffiel.
6. Rana.	Sachiel.
7. Netos.	Samael.
8. Tafrac.	Michael.

F

9. Saffur.	Anael.
10. Aglo.	Raphael.
11. Calerna.	Gabriel.
12. Salam.	Cassiel.

Conjuration du Mercredi.

COnjuro & confirmo vos, angeli fortes, sancti & potentes, in nomine fortis, metuendissimi & benedicti Adonay, Elohim, Saday, Saday, Saday, Eye, Eye, Eye, Asanie, Asarie; & in nomine Adonay, Dei Israël, qui creavit luminaria magna, ad distinguendum diem à nocte : & per nomen omnium angelorum, deservientium in exercitu secundo coram terra angelo majori, atque forti & potenti : & per nomen stellæ, quæ est Mercurius, & per nomen sigilli, quo sigillatur à Deo fortissimo & honorato, per omnia prædicta super, te, Raphael, angele magne, conjuro, qui es præpositus diei quartæ : & per nomen sanc-

rum , quod eft fcriptum in fronte
Aaron, facerdotis altiffimi Creatoris :
& per nomina angelorum , qui in
gratiam Salvatoris confirmati funt ,
& per nomen fedis animalium ha-
bentium fenas alas , quod pro me
labores , &c.

Ici comme au Dimanche.
Conjuration du mercredi en français.

JE vous conjure, Anges forts, faints
& puiffans , par les noms très-re-
doutables & adorables Adonay ,
Elohim , Saday , Saday , Saday , Eye,
Eye, Eye , Afanie , Afaraie : au nom
d'Adonay , Dieu d'Ifraël , qui a créé
le grand luminaire pour diftinguer
le jour de la nuit : par le nom de
tous les Anges qui fervent dans la
feconde Légion devant l'Ange, trois
fois grand , fort & puiffant , par le
nom de l'aftre de Mercure , par fon
fceau facré & révéré , par tous ceux
ci-deffus prononcés , je vous con-

jure, ô grand Ange Raphael, vous
qui préfidez au quatrieme jour, par
le nom faint, écrit fur le front d'Aaron, Prêtre du très-haut Créateur,
& par ceux des Anges qui font con-
firmés en la grace du Sauveur, & enfin par celui du trône des Animaux
qui ont fix ailes, de venir à mon fecours pour accomplir ma volonté.

Leur pouvoir eft de donner tou-
res fortes des métaux, de révéler les
tréfors cachés, d'appaifer les Juges,
de donner la victoire dans un com-
bat, de procurer la fcience, de
changer des élémens des chofes, de
donner ou ôter la fanté, d'élever
les pauvres, d'abaiffer les riches.

Formes ordinaires aux Efprits
de Mercure le Mercredi.

Leur corps eft pour l'ordinaire
de moyenne taille, froid & humide,
cependant affez beau, leur entre-
tien eft affable, leur forme eft hu-

maine & de la figure d'un soldat armé, ils sont d'une couleur transparente, leur mouvement est une nuée d'argent, leur signal est d'inspirer la terreur à celui qui les invoque.

Leurs formes particulieres sont :

Un Roi porté sur un ours, un homme de bonne figure, une femme qui tient un couloir, un chien, une pie, une ourse, un habit de différentes couleurs, une baguette, un bâton.

Considération sur le Jeudi.

L'Ange du Jeudi, son sceau, sa planete, le signe dominant à cette planete, & le nom du cinquieme Ciel.

Sachiel : *voyez la planche ci-dessus*, ligne cinquieme.

ANGES DU JEUDI.

Sachiel, Castiel, Asachiel.

Ange de l'air régnant le Jeudi.

Guth, Roi.

F 3

Ses Miniſtres.

Maguth, Gutriz.

Vent auquel ſont ſoumis les An-
ges du Jeudi. Le Vent du Midi.

Mais comme, outre le cinquieme
Ciel, on ne connoît point les Anges
de l'air, il faudra le Jeudi dire vers
les quatre parties du monde les
Oraiſons ſuivantes.

Vers l'Orient. O Deus magne &
excelſe, & honorate, per infinita
ſæcula !

A l'Occident. O Deus ſapiens, &
clare, & juſte, ac divina clementia !
ego rogo te, piiſſime pater, quod
meam petitionem, quod meum opus
& meum laborem hodiè debeam
complere, & perfectè intelligere.
Tu qui vivis & regnas per infinita
ſæcula ſæculorum. Amen.

Au Septentrion. O Deus potens,
fortis & ſine principio !

Au Midi. O Deus potens & mi-
ſericors !

Le Parfum du Jeudi. Le Safran.
Traduction des Oraisons ci-deſſus.

Vers l'Orient. O Dieu très-grand, exalté & glorifié dans tous les ſiecles infinis !

Vers l'Occident. O Dieu ſage, lumineux & juſte ! ô clémence divine ! ô Pere très-bon & miſéricordieux ! je vous prie d'écouter favorablement ma priere, afin que je puiſſe en ce jour avoir le ſuccès de ma demande, de mon opération & de mon entrepriſe : vous qui vivez & régnez dans tous les ſiecles des ſiecles infinis.

Vers le Septentrion. O Dieu puiſſant, fort & éternel !

Vers le Midi. O Dieu tout-puiſſant & miſéricordieux !

AU JEUDI.

Heures du jour.	Anges des heures.
1. Yayn.	Sachiel.
2. Ianot.	Samael.

3. Nasnia.	Michael.
4. Salla.	Anael.
5. Sadedali.	Raphael.
6. Thamur.	Gabriel.
7. Ourer.	Cassiel.
8. Tanic.	Sachiel.
9. Néron.	Samael.
10. Jayon.	Michael.
11. Abay.	Anael.
12. Natalon.	Raphael.
Heures de la nuit.	*Anges des heures.*
1. Beron.	Gabriel.
2. Barol.	Cassiel.
3. Thanu.	Sachiel.
4. Athir.	Samael.
5. Mathon.	Michael.
6. Rana.	Anael.
7. Netos.	Raphael.
8. Tafrac.	Gabriel.
9. Saffur.	Cassiel.
10. Aglo.	Sachiel.
11. Calerna.	Samael.
12. Salam.	Michael.

Conjuration du Jeudi.

COnjuro & confirmo super vos, Angeli sancti, per nomen Cados, Cados, Cados, Eschereie, Eschereie, Eschereie, Hatim, Hatim, Ya, fortis firmator sæculorum, Cantine, Jaym, Janic, Anie, Calbar, Sabbac, Berisay, Alnaym, & per nomen Adonay, qui creavit pisces, reptilia in aquis, & aves super faciem terræ, volantes versùs cœlos die quinto, & per nomina Angelorum servantium in sexto exercitu coram pastore Angelo sancto & magno & potenti principe : & per nomen stellæ quæ est Jupiter : & per nomen sigilli sui ; & per nomen Adonay, summi Dei omnium creatoris : & per nomen omnium stellarum, & per vim & virtutem earum, & per nomina prædicta, conjuro te, Sachiel, Angele magne, qui es præpositus diei Jovis, & pro me labores, &c.

Ici comme au Dimanche.

Conjuration du Jeudi en français.

JE vous conjure, Anges saints, par les noms Cados, Cados, Cados, Eschereie, Eschereie, Eschereie, Hatim, Hatim, Ya, le souverain des siecles, Cantine, Jaym, Janic, Anie, Calbar, Sabbac, Betifay, Alnaym, je vous conjure par Adonay qui a créé au cinquieme jour les poissons, les reptiles qui sont dans les eaux & les oiseaux à la surface de la terre ; par les Anges qui servent dans la sixieme Légion, en présence du saint Ange, leur chef, très-puissant & excellent Prince, par le nom de l'astre de Jupiter & de son sceau ; par Adonay, le suprême Créateur de toutes choses ; par le nom de tous les astres, par leurs forces & puissances, & par tous ceux enfin prononcés ci-dessus, je vous conjure, ô grand Sachiel, vous qui préſidez au jour de Jupiter, &c.

Leur pouvoir eſt de concilier l'amour des femmes, de rendre les hommes joyeux, de terminer les procès, d'adoucir les ennemis, de guérir les malades, d'incommoder les ſains, en un mot, de faire le bien & le mal.

Formes ordinaires des Eſprits de Jupiter le Jeudi.

Leur corps eſt de couleur de ſang, ils ont l'air bilieux & mélancholique, leurs mouvemens ſont effrayans, leur naturel eſt très-doux, leur aſpect agréable, leur couleur eſt celle du feu, leur mouvement eſt une inflammation ſuivie d'un tonnerre, leur ſignal eſt des hommes qui paroiſſent dévorés par des lions.

Leurs formes particulieres ſont :

Un Roi l'épée à la main, porté

sur un cerf, un homme mitré &
revêtu d'habits longs, une fille avec
une couronne de laurier & ornée de
fleurs, un taureau, un cerf, un paon,
un habit azur, une épée, une flûte.

Considérations sur le Vendredi.

L'Ange du Vendredi, son sceau,
sa planète, le signe dominant à cette planete, & le nom du troisieme
Ciel.

Anael. *Voyez la planche ci-de-*
vant, ligne 6.

ANGES DU VENDREDI.

Anael, Rachiel, Sachiel.
Ange régnant à l'air le Vendredi.

Sarabotes, Roi.

Ses Ministres.

Amabiel, Aba, Abalidot, Flaef.
Vent auquel les Esprits sont soumis
le Vendredi.

Le Zéphyr.
Anges du troisieme Ciel qu'il faut ap-
peller des quatre parties du monde.

Vers

Vers l'Orient. Serchiel, Chedufi-
taniel, Corat, Tamael, Tenaciel.

A l'Occident. Turiel, Coniel, Ba-
biel, Kadie, Maltiel, Hufatiel.

Au Septentrion. Peniel, Penael,
Penat, Raphael, Raniel, Dormiel.

Au Midi. Porna, Sachiel, Cher-
miel, Samael, Santanael, Famiel.

Le Parfum du Vendredi. Le Coq.

LE VENDREDI.

Heures du jour.	Anges des heures.
1. Yayn.	Anael.
2. Ianor.	Raphael.
3. Nafnia.	Gabriel.
4. Salla.	Caffiel.
5. Sadedali.	Sachiel.
6. Tamur.	Samael.
7. Ourer.	Michael.
8. Tanic.	Anael.
9. Néron.	Raphael.
10. Jayon.	Gabriel.
11. Abay.	Caffiel.
12. Natalon.	Sachiel.

G

74

Heures de la nuit.	Anges des heures.
1. Beron.	Samael.
2. Barol.	Michael.
3. Thanu.	Anael.
4. Athir.	Raphael.
5. Mathon.	Gabriel.
6. Rana.	Caffiel.
7. Netos.	Sachiel.
8. Tafrac.	Samael.
9. Saffur.	Michael.
10. Aglo.	Anael.
11. Calerna.	Raphael.
12. Salam.	Gabriel.

Conjuration du Vendredi.

COnjuro & confirmo fuper vos, Angeli fortes, fancti atque potentes, in nomine On, Hey, Heya, Iá, Ie, Adonay, Saday, & in nomine Saday qui creavit quadrupedia & animalia reptilia, & homines in fexto die, & Adæ dedit poteftatem fuper omnia animalia : undè benedictum fit nomen creatoris in loco fuo : & per nomina Angelorum fervientium in tertio exercitu, coram Agiel, Angelo magno, principe forti atque potenti : & per nomen ftellæ, quæ eft Venus, & per figillum ejus quod quidem eft fanctum, & per nomina prædicta fuper, conjuro te, Anael, qui es præpofitus diei fextæ, ut pro me labores, &c.

Ici comme au Dimanche.
Conjuration du Vendredi en français.

JE vous conjure, Anges faints, forts & puiffans, par les noms On, Hey, Heya, Ia, Ie, Adonay, Saday, & par celui de Saday qui au fixieme jour créa les quadrupedes, les animaux reptiles & les hommes, & qui donna tout pouvoir à Adam fur tous ces auimaux, qui bénit les noms du Seigneur, par les Anges qui fervent dans la troi-

fieme Légion, en préfence du grand
Ange Agiel, Prince fort & puiffant,
par l'aftre de Vénus, par fon faint
fceau & par les noms fufdits, je
vous conjure, Anael, Ange très-
grand, vous qui préfidez au fixieme jour, &c.

Leur pouvoir eft de donner de
l'argent, de rendre les hommes plus
luxurieux, de rapprocher les ennemis par la luxure, de faire des ma-
riages, d'exciter dans le cœur des
hommes l'amour des femmes, de
guérir les maladies, ou d'infirmer
le fain.

Forme ordinaire aux Efprits de
Vénus le Vendredi.

Leurs corps font beaux, de taille
médiocre, leur afpect eft gracieux,
affable, leur couleur eft blanche ou
verte, leur arrivée eft annoncée par
une étoile brillante, leur fignal eft
quelques jeunes filles qui jouent

entr'elles , & qui engagent ceux qui
font dans le cercle à prendre part
à leurs jeux.

Leurs formes particulieres font :

Un Roi tenant un fceptre , porté fur un chameau , une fille fuperbement habillée , une fille nue , une colombe , une chevre , un habit blanc ou vert , un chameau , des fleurs , de la fabine.

Confidérations fur le Samedi.

L'Ange du Samedi , fon fceau , fa planete , le figne qui y domine.

Caffiel. *Voyez la planche ci-deffus,* *ligne 7.* ANGES DU SAMEDI.

Caffiel ; Machatan , Uriel.

Ange de l'air , régnant le Samedi.

Maymon , Roi.

Ses Miniftres. Abumalith, Affaïbi, Balidet.

Vent auquel font foumis les Anges du Samedi. *Le Sud-Oueft, vent d'Afr.*

Parfum du Samedi. *Le Soufre.*

G 3

LE SAMEDI.

Heures du jour.	Anges des heures.
1. Yayn.	Caffiel.
2. Ianor.	Sachiel.
3. Nafnia.	Samael.
4. Salla.	Michael.
5. Sadedali.	Anael.
6. Thamur.	Raphael.
7. Ourer.	Gabriel.
8. Thanir.	Caffiel.
9. Néron.	Sachiel.
10. Jayon.	Samael.
11. Abay.	Michael.
12. Natalon.	Anael.

Heures de la nuit.	Anges des heures.
1. Beron.	Raphael.
2. Barol.	Gabriel.
3. Thanu.	Caffiel.
4. Athir.	Sachiel.
5. Mathon.	Samael.
6. Rana.	Michael.
7. Netos.	Anael.
8. Tafrac.	Raphael.

9. Saſſur.	Gabriel.
10. Aglo.	Caſſiel.
11. Calerna.	Sachiel.
12. Salam.	Samael.

Il a été dit au Jeudi qu'au deſſus du cinquieme Ciel, on ne connoît plus d'Anges dominans à l'air,
il faudra dire les Oraiſons qui ſont
citées au Jeudi.

Conjuration du Samedi.

COnjuro & confirmo ſuper vos,
Caphriel vel Caſſiel, Machatori & Seraquiel, Angeli fortes &
potentes, & per nomen Adonay,
Adonay, Adonay, Eye, Eye, Eye,
Acim, Acim, Acim, Cados, Cados,
Ina vel Ima, Ima, Saday, Ia, Sar,
Domini formatoris ſæculorum, qui
in ſeptimo die quievit, & per illum
qui in beneplacito ſuo filiis Iſraël
in hæreditatem obſervandum dedit,
ut eum firmiter cuſtodirent & ſanc-
tificarent, ad habendam inde bo-

nam in alio fæculo remunerationem :
& per nomina Angelorum fervientium in exercitu feptimo Booel Angelo, magno & potenti principi,
& per nomen ftellæ, quæ eft Sa-
turnus ; & per fanctum figillum
ejus , & per nomina prædicta
fuper, conjuro te, Caphriel, qui
præpofitus es diei feptimo , quæ
eft dies Sabbati , quod pro me labores , &c.

Ici comme au Dimanche.
Conjuration du Samedi en français.

JE vous conjure, Caphriel ou Caffiel , Machatori & Seraquiel ,
Anges puiffans & forts , au nom
Adonay , Adonay , Adonay , Eye ,
Eye , Eye , Acim , Acim , Acim ,
Cados , Cados , Ina vel Ima , Ima , Saday , Ia , Sar , Seigneur qui a formé
les fiecles , qui au feptieme jour fe
repofa , qui voulut que fon peuple
d'Ifraël le gardât inviolablement

& le fanctifiât, afin de mériter par-
là au fiecle avenir, la récompenfe
qu'il lui promit par les noms des
Anges qui fervent dans la feptieme
Légion, en la préfence de Booel,
Ange grand & puiffant ; par l'aftre de Saturne ; par fon faint fceau
& par les noms ci-deffus, je vous
conjure, Caphriel, vous qui préfidez
en ce jour.

Leur pouvoir eft de femer la dif-
corde, de faire naître la haine, d'exciter de mauvaifes penfées, de donner du plomb, de tuer, de mutiler.
Forme ordinaire aux Efprits de Sa-
turne le Samedi.

Leur corps eft ordinairement
long & maigre ; ils ont l'air fu-
rieux & colere ; ils portent quatre
vifages, dont un eft devant la tête,
l'autre derriere, le troifieme au
genou droit, le quatrieme au genou gauche, chaque vifage a un

long bec, leur couleur eſt noire &
brillante comme celle des jais ; leur
mouvement eſt l'agitation des vents
qui ſemble être accompagné d'un
tremblement de terre ; leur ſignal
eſt de rendre la terre plus blanche
que la neige.

Leurs formes ordinaires ſont :

Un Roi avec une longue barbe,
porté ſur un dragon, un vieillard
avec une longue barbe, une vieille
femme appuyée ſur un bâton, un
porc, un dragon, un hibou, un
habit noir, une faux, du genievre.

Sermens & ſoumiſſions des Eſprits.

NOus Eſprits dominans ; ſavoir, Rois, Empereurs, Princes, Ducs, Comtes, Marquis, Ba-
rons, Gouverneurs-Généraux, Ca-
pitaines, Miniſtres, Seigneurs &
autres nos ſujets les Eſprits, recon-
noiſſons, ſouſſignons, atteſtons,
nous obligeons & jurons ſur les hauts

& très - sacrés noms de Dieu, des Conjurations & Exorcismes contenus en ce Livre, comme aussi nos caractères à nous appartenans, pour valoir & servir généralement à tous ceux qui se serviront du présent Livre en tous leurs besoins & nécessités généralement quelconques, & sans exemption, suivant le pouvoir que nous avons reçu de Dieu, & nous ratifions toutes les choses suivantes.

PREMIÉREMENT.

Nous nous engageons & soumettons de servir fidèlement tous ceux qui nous requéreront par ces présentes, suivant notre serment, & de faire ou faire faire par nos sujets tous les désirs & volontés, & que jamais aucun mortel n'aura connoissance de ce qui sera opéré & exécuté par notre ministere, & qu'aucuns Esprits ne pourront en

donner connoiffance à qui que ce
foit , quoiqu'ils foient invoqués
pour cela. Nous promettons auffi
de leur apporter ou faire apporter
& tranfporter tout ce qu'on exigera de nous, fans tromperie ni frau-
de, & que le tout fera bon & loyal
à leur volonté, fans que nous puif-
fions le reprendre ni pendant leur
vie, ni après leur mort, & que nous
ne pourrons efpérer aucunes récom-
penfes des fervices que nous leur
rendrons.

Item. Nous nous foumettons d'apparoître à tous ceux qui nous appelleront par nos noms renfermés
dans ce préfent Livre, en belle forme humaine, fans aucune laideur
ni difformité, toutes fois & quantes
que nous ferons appellés, fans faire
aucun tort à ce qu'ils ont reçu de
Dieu, ni à leurs cinq fens de nature ; ni à ceux ou celles qui feront
de

de leur compagnie, ni au lieu ou maisons où ils nous appelleront, & cela sans faire de bruit, ni foudre, ni tonnerre, ni éclairs, ni fracas, ni rupture, ni fracture, ni tapage, en quelque maniere que ce soit, & nulle créature vivante ne s'appercevra de notre venue, que ceux qui nous appelleront & leurs compagnons, s'ils nous l'ordonnent; nous nous obligeons aussi de leur répondre sur toutes les questions & demandes qui nous seront faites, & nos réponses seront véritables sans amphibologie, ni double sens; au contraire, nous parlerons bon français, précisément & intelligiblement; & après avoir satisfait à ce qu'on exigera de nous, nous nous retirerons en paix & sans tumulte, observant les mêmes conditions en allant comme en venant, lorsqu'ils prononceront le renvoi.

H

86

Item. Pour l'exécution de toutes
les fusdites conditions nous nous
obligeons & engageons, fous les
peines de l'augmentation au centu-
ple de nos tourmens, de moment
en moment, & de la privation de
nos charges, honneurs & dignités,
en foi de quoi avons appofé nos
fceaux, cachets & caracteres, &
figné le préfent Livre, pour fervir
à tous ceux qui nous invoqueront,
& fur le champ nous ferons ce qui
nous fera ordonné fans aucun re-
tard.

Ayant difcouru fur la nature
des Efprits aériens, le Curieux
aura lieu d'en être fatisfait. Si tou-
tefois il fouhaite quelque chofe de
plus étendu fur cette matiere, il
pourra avoir recours à la Magie
d'Arbatel & à la Stéganographie de
l'Abbé Trithéme, dont nous don-
nerons inceffamment la traduction.

Il convient maintenant de parler des Esprits infernaux, & de donner les appels pour les faire venir, leur commander & les faire obéir en tout ce qu'on pourra exiger d'eux, par le moyen de leurs caractères contenus aux feuilles noires qu'on joindra à cet Ouvrage, ainsi que les Cérémonies magiques d'Agrippa, avec un recueil très-curieux de Secrets, dont les effets feront des plus surprenans; & pour diversifier ce présent Traité, on le finira aussi par les Secrets qui suivent.

SECRETS OCCULTES.

Pour l'Amour.

LE premier Vendredi de la Lune, achetez sans marchander un ruban rouge d'une demi-aune, au nom de la personne que vous aimez; faites un nœud en lacs d'amour,

& ne le ferrez pas, mais dites le *Pater noster*, jufqu'à *in tentationem*, & au lieu de dire, *fed libera nos à malo*, vous direz, *ludea, ludei, ludeo*; en même temps ferrez le nœud. Vous ne direz ce jour-là qu'un *Pater*, le fecond vous en direz deux, & continuez de fuite pendant neuf jours, faifant un nœud chaque jour, & ne le ferrez qu'à *ludei*, &c. Enfuite mettez ce ruban tel qu'il eft à votre bras gauche, qu'il touche la chair. Touchez la perfonne pour qui vous l'avez noué, & elle fera votre volonté.

Pour faire décharger une Fille.

AYez trois petites féves noires, placez-en une entre chaque doigt de la main droite, pofez-la ainfi fur votre chair à l'endroit du cœur, puis attirez les regards de la perfonne, & pour lors prononcez ce qui fuit : *Ego ago, & fu-*

perago , & consummatum est.
Autre au même sujet.

PRenez trois haricots ou petites.
féves blanches, & les placez comme dessus, posant votre main de même; puis étant regardé de la personne , dites : *Ebe , mebe , matristope.*

Contre l'Arme blanche.

DItes tirant l'épée du fourreau :
Sancta Virgo immaculata ,
Sainte Vierge Marie , préservez-moi de l'arme blanche , comme vous avez été préservée du péché originel dans votre enfantement , comme après votre enfantement ; par le Tout-Puissant. Ainsi soit-il.

Contre le Feu.

SI vous ne me sauvez & secourez, Seigneur , je consens d'être confondu dans les Enfers ; faites trois croix au manteau de la cheminée avec un charbon tiré de l'incendie.

Autre.

ECr'vez avec un charbon de feu, A. I. N. R. B. ou *In te, Domine*, *speravi, non confundar in æternum*.

Pour avoir un Esprit familier.

AYez un anneau d'or très-pur au Jeudi, dans lequel vous ferez graver ce qui suit : 35, 35, 35, après quoi allez près d'un homme qui va rendre l'ame, & lui mettez dans la bouche, après sa mort, retirez-le, retournez trois jours après dans la maison, & dites à genoux le *De profundis*, parfumez l'anneau avec de la rue, & conjurez l'Esprit par son nom de baptême de vous répondre. D'abord il vous répondra, commandez-lui de paroître & d'entrer dans l'anneau, il le fera & demeurera toujours avec vous, pour répondre à ce que vous voudrez.

Ceux qui voudront avoir quelque chose de plus étendu sur la

Nécromancie ou l'art de faire revenir les ames des trépassés en c monde, auront recours au grand Grimoire que nous ferons en état de leur fournir sous peu.

Pour arrêter court une ou plusieurs personnes.

DItes, Veide, Rougan, Rada, Bagabius, mettez le genou & le poignet droit à terre se renversant le corps, & se relever sans que le gauche ne touche à rien.

Pour connoître un Voleur.

FAites une galete ; quand elle sera cuite, faites-en autant de morceaux que vous soupçonnez de personnes, sur lesquelles vous écrirez les mots suivans : Omax, Opax, Olifax. Donnez-leur à manger, puis serrant le pouce dans la main, dites subtilement à voix basse à l'oreille de chacun : Si tu as volé, sauve-toi dans le nom du diable, si tu n'as pas volé, fauve-toi dans le nom de Dieu le Pere, le Fils & le Saint-Efprit; prononcez ces paroles trois fois de fuite, incontinent celui qui eft complice, paroîtra la bouche pleine d'écume, & vous fera reftitution.

Contre le mal de tête.

ECrivez fur une feuille d'Olivier, Athena, liez cette feuille à la tête.

Pour empêcher les chiens d'aboyer.

DItes en entrant fur le territoire, & avant qu'ils vous aient fenti : Terra, Farra, Garra, par la vertu de mon couillon gauche, laif-fez-nous paffer, je m'en vais en dé-bauche, répétez-le trois fois, te-nant de la main votre couillon gauche & le tournant.

Main de Taupe, gardé pour les Chevaux.

LE Mercredi des Ténebres, une heure après midi, vous ferez l'opération fuivante; étant pourvu

d'une Taupe & d'un petit couteau
neuf, acheté sans faire prix, vous
irez dans l'endroit où font les Chevaux, comme à l'écurie, & ferez
faigner votre petit animal au coû,
faifant tomber quelques gouttes de
fon fang fur la tête de vos Chevaux
l'un après l'autre, difant que ce fang
que je répand fur ma bête, lui ferve
à la faire aller & hâler au nom du
Pere, & du Saint-Efprit; après quoi
dépouillez adroitement le petit animal, laiffant pour le mieux pendre
à la peau les quatre pattes : emplif-
fez la peau fi vous le voulez, d'un
peu de foin pour la tenir étendue,
après quoi frottez-en trois fois de
fuite le front de vos Chevaux en
montant du nez aux oreilles, difant
à la premiere fois : *ante* ; à la feconde, *ante te* ; à la troifieme, *fuper ante
te*, ce que vous ferez tous les matins
en entrant dans l'écurie : vous ob-

ferverez d'enſévelir & d'enfouir le petit animal dans la terre.

Pour ferrer un Cheval quelque dif-
ficile qu'il puiſſe être.

DItes faiſant le tour du Cheval, je te conjure au nom de Dieu, & te commande que tu aies à te laiſſer ferrer, pour homme porter, ni plus ni moins que Jéſus fut por-té en Egypte par la Vierge , *Pater,* &c. *Ave ,* &c.

Garde pour le Troupeau.

VOus écrirez au deſſus des deux Pentacles que vous voyez ici, tracés & faits ſur du parchemin vierge , les mots qui ſuivent : Au-theos † Anaſtros † Noxio † Bay † Gloy † Aper † Agia † Agios † Hiſ-chiros.

DEus Tetragrammaton miſeri-cors & pius, per iſta ſanctiſſima nomina & per tua ſanctiſſima attri-buta da mihi fortunam & horam

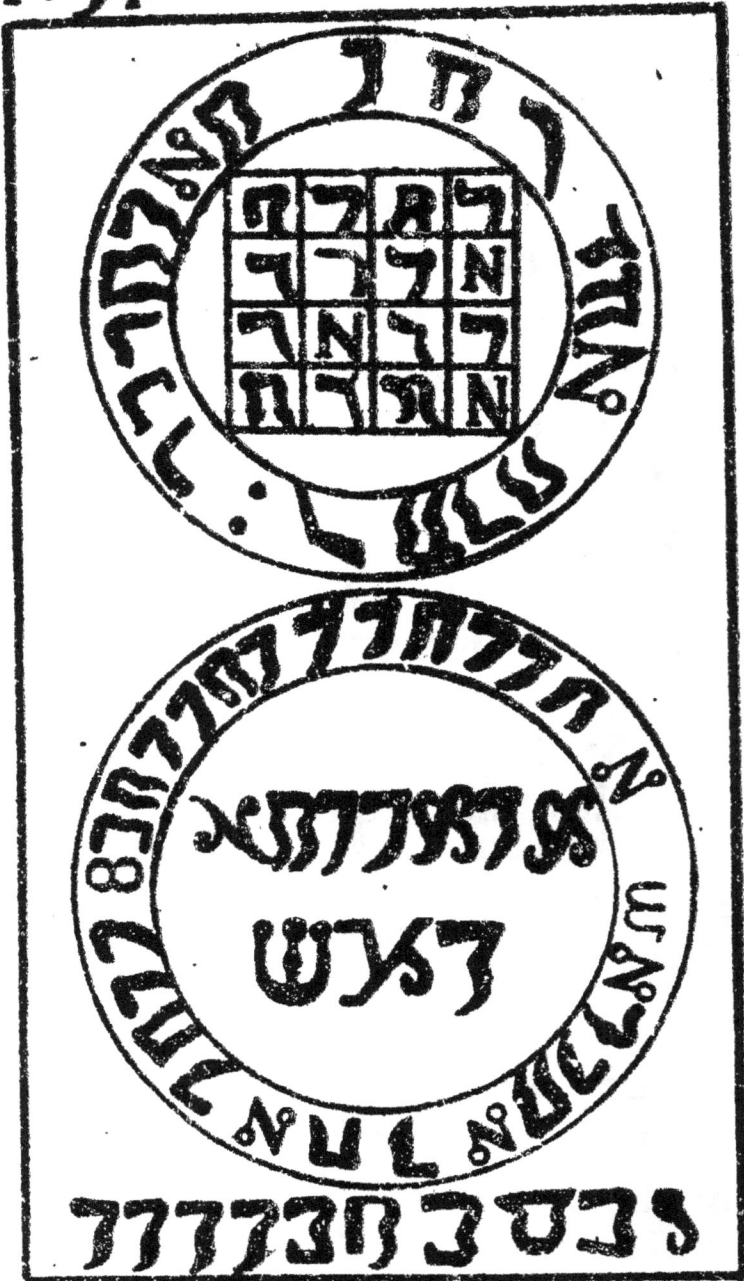

bonam in omnibus meis factis, & libera me omni malo & perturbatione. Amen. Per Jesum Christum Filium tuum. Amen. Trois Credo, &c.

Ce Pentacle doit être fait sur du parchemin, comme il a été dit; on écrira dessus les Oraisons sudites; puis qu'il soit dit une Messe dessus, & en froisser les moutons, puis le mettre entre deux planches au sortir de la bergerie, afin que le troupeau passe dessus, puis retirer lédit parchemin & le conserver proprement.

Oraison de M. saint Abraham, Garde pour les Moutons.

ORaison de Dieu qui a été donnée à Monsieur saint Abraham, qui a été Berger sept ans dans les forêts d'Ardenne, sans que le loup ni louve ne lui ait fait aucun tort à lui, ni à son corps, ni à son vif troupeau de bêtes à laine, m'y voici, m'y voilà, & Monfieur faint Abraham, fon vif troupeau menant, à fon chemin rencontre loups & louves (genou à terre) au nom dû Pere, & du Fils & du Saint-Efprit, & de la part de Monfieur faint Laurent qui ferme & ferre les dents, que tu n'aies à mon vif troupeau de bêtes à laine, aucunes têtes ronger, ni aucun fang fucer, ni à me les égarer, & par M. faint Euftache, & par Madame fainte Agathe, & par Madame fainte Génevieve, & par M. faint Abraham, tous fes Compagnons, de l'étole, de l'écharpe de M. faint Hubert, foit mon troupeau clos & couvert, la fainte Vierge Marie pour mon troupeau, je vous prie, au nom du Pere, & du Fils & du Saint-Efprit; au nom de M. faint Jean, par M. faint Abraham, je prie Dieu auffi, la Vierge,

Vierge, tous les bons Saints & Saintes du Paradis, me garder ce vif troupeau de bêtes à laine, sains & nets, bien buvant, bien mangeant, gros & gras, bien boilés, bien corsés, bien ravalés, clos & fermés autour de moi, ainsi je le crois au nom du Pere & de la Sainte Vierge, & de tous les bons Saints & Saintes du Paradis.

L'on trouve d'amples instructions pour les gardes, tant des chevaux que des moutons, dans le Grimoire du Pape Honorius, & on en trouvera aussi dans le grand Grimoire & dans les Clavicules de Salomon.

Pour tirer le billet blanc à la Milice.

Ecrivez sur du parchemin vierge ce qui suit : Il est aussi vrai que le billet que je tire est blanc, comme il est vrai que Dieu s'est apparu sur la montagne à Moyse & Elysée, & que la loi fut protestée

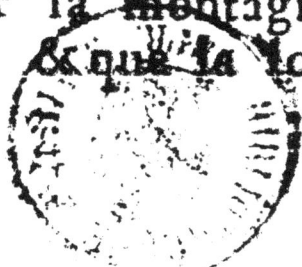

I

véritable par Gamaliel. Il faut porter ce que deſſus au bras dont l'on tire , & prononcer les paroles en tirant.

Autre contre la Milice.

FAites le Pentacle ici repréſenté , ſur du parchemin vierge au jour & heure de Jupiter ou de Vénus , qui ſont les ennemis de Mars , & le parfumez avec encens , huile d'olive & une araignée ; on porte ce Pentacle au bras droit , & en tirant au ſort , on prononce les paroles écrites dans le Cercle , commençant par *Domine* , *fiat* , &c.

Oraiſon du Pape Léon , pour lever tous ſorts & enchantemens.

LAſgaroth , † Aphonidos , † Palatia , † Urat , † Condion , † Lamacron, † Fondon, † Arpagon , † Alamar , † Bourgaſis veniat Serebani.

P. 98.

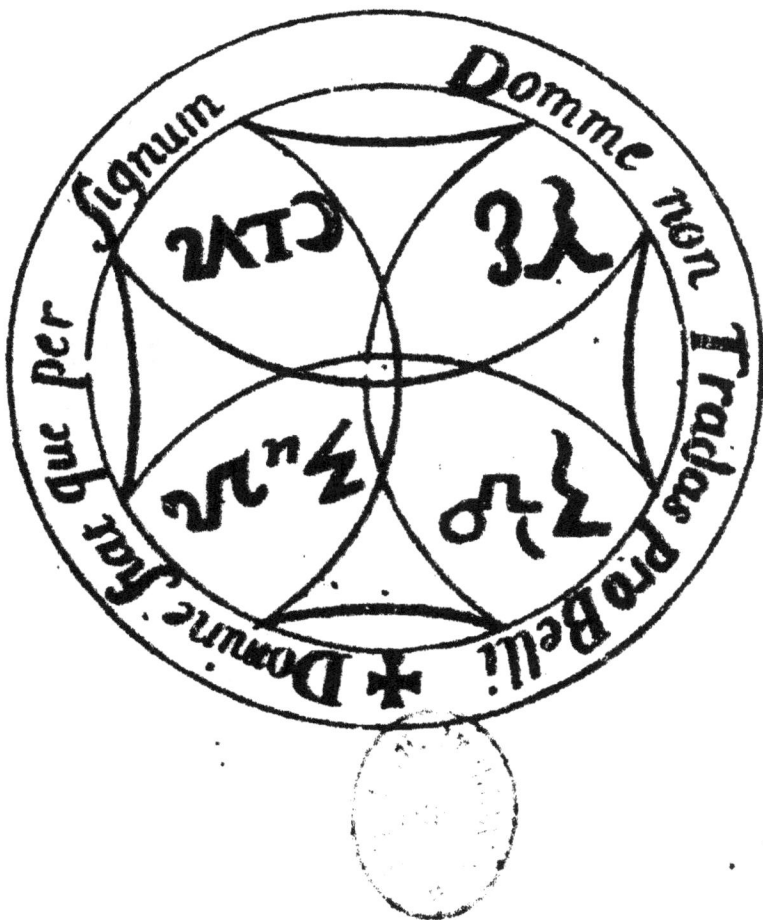

99

Cette Oraifon, quoique précife, renferme cependant une grande vertu. On en trouvera d'autres dans l'Enchiridion, dont on donnera dans peu une traduction, avec un ample Clavicule. On pourra encore avoir recours au fléau des Démons, au fouet des Démons, à la fuite des Démons, à la difperfion des Démons, aux remedes contre les malénces & au manuel des Exorcifmes tous traduits depuis peu, pour la gérifon de toutes les maladies magiques.

Pour ne point fentir les douleurs de la torture.

AV[^a]lez un billet où foit écrit de votre fang ce qui fuit : ✝ *Aglas* ✝ *Aglanas* ✝ *Algadena* ✝ *imperubi es meritis* ✝ *tria pendent corpora ramis difmeus & geftus in medio & divina poteftas dimeas clamator, fed jeftas ad aftra levatur;* ou bien ✝ *Tel* ✝ *Bel* ✝ *Quel* ✝ *Ca* ✝ *Mon* ✝ *Aqua* ✝.

Pour tirer à coup sûr.

ECrivez fur un petit papier : *Gafpard, Balthazard, Melchior, conduifez mon plomb fur l'animal que*

I 2

*je veux abattre : bourez avec ce billet,
& récitez les mêmes paroles en tirant.*

Contre la teigne.

SAint Pierre fur le pont de Dieu s'affit, Notre-Dame de Caly y vint, qui lui dit : *Pierre que fais-tu là ?* Dame, c'eft pour le mal de mon chef que je me fuis mis là. *Saint Pierre tu te leveras à faint Aget, tu t'en iras, tu prendras du faint onguent des plaies mortelles de Notre-Seigneur, tu t'en graifferas, & tu diras trois fois,* Jefus, Maria. Il faut faire trois fignes de croix fur la tête.

Enchantement pour le fang.

AU fang d'Adam eft né la mort ; au fang de Chrift eft né la vie. O fang, arrête-toi !

Pour rendre un coq immortel.

ECrivez fur un papier ce qui fuit : *Ante, Ante te, fuper Ante te.* Faites-le avaler à un coq, & lui récitez trois fois les mêmes paroles dans

le bec; puis clouez-lui la tête avec
un clou neuf fur une table : retirez
le clou, il n'en mourra pas.

Pour n'être point volé.

POrtez fur vous les vers qui fui-
vent :

Imparibus mertis tria corpora ramis :
Difmas & gefmas medio divina poteſtas,
Alta petit infelix infirma gefmas :
Nos & res noſtras conſervet ſumma poteſ-
tas :
Hos verſus dicas, nec tu furto tua perdas.

Divination.

FAites une croix dans un cryſtal
avec de l'huile d'olive, & fous
la croix écrivez *Sainte Hélene* : enfuite donnez à un enfant vierge, né
de légitime mariage, une fiole à tenir,
puis vous mettez à genoux derriere
lui, & dites trois fois l'oraiſon fuivante : *Deprecor, Domina S. Hele-*
na, mater regis Conſtantini, &c. &
lorfque l'enfant verra l'Ange, il lui

I 3

pourra faire quelle demande qu'on voudra.

Pour empêcher les moutons de prendre des gobes.

ECrire fur un papier le verfet fuivant : *Super aspidem. & bafilicum ambulabis leonem & draconem.* Faites fortir les moutons de la bergerie ou du parc, & les frouez de ce billet, prononçant les mêmes paroles.

Pour avoir la mémoire récente de ce qui s'eft paffé depuis long-temps.

DItes durant neuf jours, pendant le facrifice de la Meffe, ce qui fuit : *Collocavit iterinus fumptu aglu redde perris diabolus infernorum negromantium Salo* † *Pato* † *Belbuch* † *Iterbuch* † *Salio* † *Azinum.* Il faut faire autant de fignes de croix qu'il y en a de marqués entre les mots ci-deffus.

Contre les Hémorroïdes.

Prenez du doigt du milieu de la

main droite de la salive à **votre bou-**
che , & en touchez les hémorroïdes ,
disant : *Broches , va-t-en , Dieu te*
maudit au Nom du Pere , du Fils
& du S. Esprit. Après quoi dites
neuf *Pater* & neuf *Ave.* L'on con-
tinue pendant neuf jours , le second
on n'en dit que huit , & l'on dimi-
nue chaque jour suivant l'ordre de
retour.

Contre l'arme à feu.

ECrivez sur un billet ce qui suit ,
& l'avalez. *Arnifi farifi resti-*
go. Dans le danger il faut réciter les
mêmes paroles.

Pour l'amour.

AChetez sans faire prix quatre
aûnes de ruban couleur de feu ,
sans rien affecter , puis allez à la
Messe ; placez-vous vis-à-vis la
personne dont vous voulez être ai-
mé , afin que vous la puissiez voir en
face , puis dites au moment de l'É-

lévation , tenant votre ruban en main , lequel fera ployé en croix comme la rofette d'un chapelet : *Créature que je vois de mes yeux , il eſt auſſi vrai que ton cœur s'attachera au mien , comme il eſt vrai que mon doux Sauveur Jeſus-Chriſt a été attaché à l'arbre de la croix , & auſſi vrai qu'il eſt attaché aux eſpeces ſacramentales que le Prêtre tient dans ſes mains.*

Contre toutes ſortes de Fievres.

QUand Jeſus vit la croix où ſon corps fut mis , le corps lui trembla , le ſang lui mouva. Il ſurvint un Juif nommé Marquantin, qui lui dit : *Je crois qué tu as peur ou que les fievres te tiennent.* Non, répondit Jeſus , je n'ai pas peur, ni les fievres ne me tiennent point : mais quiconque l'oraiſon dira , à ſon bras droit portera , jamais ni fievre ni frilon n'aura. *Fievre tierce,* fievre demi-tierce , fievre quarte , fievre demi-quarte , fievre lente , fievre quotidienne , fievre inter- mittente , fievre maligne , fievre pourpreufe , fievre de quelque na- ture que tu puiffes être , je te con- jure de quitter le corps de N.... au nom du Pere ✝ & du Fils ✝ & du faint-Efprit ✝ & de Monfieur faint Pierre & de Madame fa Mere , qui le guérira de la fievre , fi c'eft un homme , ou qui la guérira , fi c'eft une femme.

On ploie ce billet difant au nom du Pere , &c. puis on l'attache au bras droit du Fébricitant avec cinq aiguillées de fil cramoifi : difant auf- fi *au nom du Pere , &c.* On le doit porter neuf jours : on le met à jeun.

Contre la Goutte.

Ites neuf fois à jeun, *terra pef- tem tenere falene, falene, fale- ne manete his hirè pedibus :* puis bai- fer la terre & cracher deffus.

Contre les Fievres.

POrtez un billet pendant neuf jours, où il soit écrit ce qui suit : *Abren d'Abrea* : il faut le mettre au premier sentiment de la fievre, & dire pendant ce temps à jeun cinq *Pater* & cinq *Ave* en l'honneur des cinq plaies de Jesus-Christ.

Contre l'Hémorrhagie.

FAites une petite croix d'herbe ou de bois, mettez-la derriere le cou, puis dites : *Angelus Domini annuntiat Mariæ & concepit de Spiritu Sancto*, Ave, Maria, &c. *Ancilla Domini, fiat mihi secundùm verbum tuum*, Ave, Maria, &c. *Et verbum caro factum est & habitavit in nobis*, Ave, Maria, &c.

Jarretiere pour la marche, & qui garantit de tous périls & dangers.

PRenez de l'écarlate, faites-en une jarretiere qui puisse entourrer votre jarret, & sur icelle mettez

neuf cheveux de pendu , ensuite
achetez du satin blanc de la lon-
gueur de l'écarlate , sur lequel vous
écrirez avec votre sang ce qui suit :
Verbum caro factum est , *& habitabit
in nobis* : mettez ledit satin sur l'é-
carlate , & que les paroles touchent
les cheveux : mettez cette jarretiere
à votre jarret gauche , le satin contre la chair : si-tôt que l'on sera arrivé , ôtez la jarretiere pour la reprendre au besoin : faites bassiner
votre lit au sucre , & vous lavez la
plante des pieds avec du vin.

Pour guérir un cheval bouché.

ON le prend de la main droite
du côté droit , disant : *Ego ago* ,
& superago , *& consummatum est* ,
puis on le fait reculer deux ou trois
pas en arriere.

Pour connoître le génie & le concilier.

LEs pieux & les sages préserve-
rent à ceux qu'ils enseignent,
l'oraison de la forme ci-après, par
laquelle on invoquera le secours de
Dieu, souverain Capitaine des Anges, afin d'acquérir la connoissance
& l'amitié de son génie.

Dieu tout - puissant & éternel,
qui avez formé toutes créatures
pour votre honneur & votre gloire,
& pour le service de l'homme, je
vous prie de m'envoyer mon bon
Ange N. qui est (ici on doit nom-
mer le nom de la planete qui le
gouverne) pour m'instruire & m'in-
former des choses sur lesquelles
avec justice & piété je l'interrogerai, & pour qu'il me conduise dans
les choses qui me sont nécessaires
pour la connoissance dans les arts
& les expériences de nos anciens
Peres & Philosophes, ou pour ob-
tenir

tenir la maniere de conferver la
fanté , & de foutenir la vie & le
moyen d'être délivré de mes ennemis : mais que votre volonté foit
faite & non la mienne , par Jefus-
Chrift Notre-Seigneur. Ainfi foit-il.

Les fages avoient coutume de
chercher d'abord le nom & la nature du bon Ange ou génie du né :
enfuite ils s'appliquoient de le lui
rendre familier & affable par con-
vocations , adorations , prieres, caracteres , & autres cérémonies de
cette efpece.

Lorfque nous voudrons le trou-
ver , cherchons fur-tout à l'heure
de la naiffance le Seigneur de la onzieme maifon ; voyons quel eft l'Efprit olympique qu'on attribue à
cette planete , & outre cela quel
Ange on donne au figne , dans lequel on a trouvé le Seigneur : après
il faut examiner comment ces deux

K

Efprits s'accordent mutuellement,
on doit aufli beaucoup confidérer
l'Efprit du Seigneur de la onzieme
maifon, afin que les Efprits de la
planete fe rapportent davantage
avec eux ou ne conviennent pas;
ainfi l'état de la vie de l'enfant fera
au plus eonflant ou inconflant.

Quelques-uns avec jufte raifon
prennent l'Efprit du Seigneur de la
premiere maifon pour le génie de
la naiffance, jufqu'à ce que l'on
foit plus au fait de cette naiffance;
on doit non-feulement confidérer
l'Efprit de cette maifon & de la lune
dans laquelle fe fait cette généra-
tion, mais il faut aufli prendre garde quel vent de la région ou de
l'angle du monde fouffle plus forte-
ment, quel eft l'élément qui prédomine beaucoup plus que les autres en ce temps où fe trouve le point
de la naiffance : c'eft à favoir fi

le temps eſt givré, s'il eſt venteux ou pluvieux, ou expoſé à la rigueur du froid : car par cet obſervation nous connoîtrons l'élément prédominant, & par ſon moyen l'Eſprit le plus puiſſant, & parmi les élémens nous choiſirons celui qui prédomine.

Ceci bien obſervé, il ne ſera pas impoſſible de tirer les avantages ou les obſtacles du génie de la naiſſance, tellement que nous ſaurons de quelle planete eſt le Domaine, de quelle maiſon le Seigneur & l'aſſiſtance, de quel vent le ſouffle, de quel élément l'empire, de quel lieu, c'eſt-à-dire, de quelle région ou ville on peut donner plus ou moins au génie de l'enfant. Or par cette voie, faite ſans doute avec eſprit, nous pouvons découvrir ces choſes en les obſervant & les contemplant avec une ſérieuſe attention.

Divination par l'Ange Uriel.

Mettez une serviette blanche sur une table, mettez dessus deux chandelles neuves, prenez un verre de cryſtal très-propre, empliſſez-le d'eau de fontaine, mettez ce verre ſur la table avec un ſou marqué à croix ſous le pied, aſpergez-le d'eau bénite, diſant : *Benedictio Dei Patris omnipotentis deſcendat ſuper vos & maneat ſemper. In nomine Patris, & Filii & Spiritûs Sancti. Amen.*

Enſuite vous vous mettrez à genoux, nu-tête devant la table, & prononcerez ce qui ſuit :

Anges ſaints, ſaints Anges, Ange blanc, mon bon Ange, je vous prie de vouloir bien délivrer tout ce qui peut empêcher Uriel de me faire voir ce que je veux voir, & ſavoir dans toute vérité, comme il eſt vrai que Dieu vous a deſtiné pour ma garde : & pour votre récompense , je vous dirai le Pater avec le Credo & le Miſerere.

Enſuite vous direz trois fois la conjuration ſuivante :

Saint Uriel , je te conjure par le grand Dieu vivant , qui eſt ton Maître & le mien , par la virginité de Saint Jean–Baptiſte & par la virginité qui ſe préſente à toi par la verge de Moyſe , que tu viennes dans ce verre plein d'eau , & que tu n'en ſortes pas que tu m'aies répondu à tout ce que je te demanderai , Galate , Galata , Calin , Cala. Sois le bien-venu , apporte le livre de Moyſe , ouvre-le , mets la main deſſous , & jure de me faire voir ce que je veux voir , je dirai un Pater à Jeſus-Chriſt , & un Ave à la Vierge Marie.

Lorſque vous verrez quelque choſe dans le verre , vous direz :

Saint Uriel, je te conjure par le Dieu vivant de me faire voir ce que je vous nommerai; je te promets un Pater & un Ave.

Renvoi.

ITe in pace ad loca vestra, sit pax inter nos & vos. In nomine Patris, &c.

Réflexion sur l'opération ci-dessus, & la différence qu'on y observe.

ON ne croit pas absolument nécessaire les deux chandelles qu'on admet, & de dire qu'on peut également opérer vis-à-vis de soi-même. Lorsqu'on l'a faite sans promettre rien du tout à cet Ange, on n'a pas toujours réussi. Quand on considere cet exposé, il est certain qu'on y a omis quelque chose; parce qu'il faut commencer par *in principio*, ensuite les Litanies & les sept Pseaumes.

Il faut dans cette opération un

enfant vierge, qui dès qu'il voit l'Ange dans le verre, lui propose les demandes & questions sur lesquelles on veut avoir révélation.

On trouvera d'autres divinations très-curieuses dans les clavicules de Salomon.

ORAISON
Pour guérir toutes sortes de maladies.

PEr Christum & cum Christo, & in Christo tibi Deo, Patri omnipotenti, & unitate Spiritûs sancti omnis honor & gloria. Per omnia secula seculorum. Oremus. Præceptis salutaribus moniti, & divinâ institutione formati, audemus dicere, Pater noster qui es in cælis, &c. Amen. Jesus potentia patris, sapientia filii, virtus Spiritûs sancti, sanet hoc vulnus ab omni malo. Amen. Jesus Domine, Jesus Christe, credo quod nocte

Jovis in cœna postquam lavasti pedes
tuorum, accepisti panem sanctissimis
manibus tuis, & benedixisti & fre-
gisti, & dedisti tuis Apostolis, dicens, accipite & comedite, hoc
est enim corpus meum, similiter accepisti calicem in sanctissimas ma-
nus & gratias egisti, & tradidisti
illis, dicens, accipite & bibite, quia
hic est meus sanguis novi testamen-
ti, qui pro multis effundetur in
remissionem peccatorum, hæc quo-
tiescumque feceritis, facite in
meam commemorationem. Obsecro
te, mi Domine Jesus Christe, ut
per hæc sanctissima verba, & per virtutem illorum, & per meritum
sanctissimæ passionis tuæ sanetur
hoc vulnus, & malum istud. Amen.
Jesus. In nomine Patris & Filii,
& Spiritûs sancti. Amen.

TABLE.

TABLE.

TABLE.

TABLE.

Fin de la Table.

www.ingramcontent.com/pod-product-compliance
Lightning Source LLC
Chambersburg PA
CBHW071200200326
41519CB00018B/5302